JOHN H. CLARKE, M. D.

DIE HEILUNG VON TUMOREN DURCH ARZNEIMITTEL

38.–

Schriftenreihe der
Clemens von Bönninghausen - Akademie
Band 1

DIE HEILUNG VON TUMOREN DURCH ARZNEIMITTEL

von John H. Clarke, M. D.
mit besonderem Hinweis auf die Krebsnosoden
(aus dem Englischen übersetzt von Gerhard Risch)

SANICULA AQUA
(aus dem Englischen übersetzt von Thomas von Reumont)

Verlag Müller & Steinicke München

ISBN 3-87569-062-1

Gesamtherstellung: PP Druckberatung GmbH, München

Inhaltsverzeichnis

Einleitung 7
Vorwort 25
Kapitel 1, Einführung 29
Kapitel 2, Tumorfälle 39
Kapitel 3, Chirurgie und Arzneimittel 45
Kapitel 4, Arzneimittel und Chirurgie 61
Kapitel 5, Tumoren der Brust 75
Kapitel 6, Krebs und andere Krankheiten 83
Kapitel 7, Die Krebsnosoden 87
Kapitel 8, Diät und Körperübungen bei Krebs 91

Sanicula Aqua 93

Einleitung

Über achtzig Jahre sind vergangen, seit das vorliegende Büchlein erschien. Wenn man es sich aufmerksam durchliest, vielleicht dazu noch das Buch von J. C. Burnett mit dem Titel "Heilbarkeit von Tumoren durch Arzneimittel", das zehn Jahre früher erschien, dann stellt man fest, daß die Medizin in bezug auf die Behandlung des Krebses seit damals um keinen Schritt weiter gekommen ist. Es werden immer noch Stahl, Strahl und Chemie dabei eingesetzt, und es entbehrt nicht einer gewissen Ironie, wenn J. H. Clarke in dem vorliegenden Büchlein den Radiologen als den "Elektriker" bezeichnet. Immer noch wird nur auf den Tumor geblickt, also nur auf das Resultat, und nicht auf die Gesamtkrankheit. Wenn man heute innerhalb der Onkologie auch langsam eine Ahnung davon hat, daß die Tumorbildung eine Erkrankung ist, die vom Gesamtorganismus hervorgebracht wird, so kann man doch mit dieser Erkenntnis nicht viel anfangen, weil man nicht weiß, wie man den Gesamtorganismus beeinflussen soll, weil also keine entsprechende Therapie zur Verfügung steht. Immer noch sucht man im rein materiellen Bereich des Organismus nach Ursachen, macht Viren oder andere Erreger, Entgleisungen des Zellstoffwechsels oder viele andere materielle Faktoren für die Krankheit verantwortlich, aber - und das ausgerechnet im Zeitalter der Elektronik und Kybernetik! - kann nicht sehen, daß der lebende Organismus ein gesteuertes System ist, in dem alle Bausteine, bis hin zur letzten Zelle und zum kleinsten Molekül, ihre Steuerungsbefehle von einem systemimmanenten "Computer" erhalten, der natürlich nicht in der materiellen Ebene des Organismus nachzuweisen ist, sondern über ihr steht und über ihr stehen muß, weil von ihm die Materie gesteuert wird. Die modernen Organ-Transplantatoren könnten, wenn sie wollten, aus dem, was sie ab und zu in der Nachsorge ihrer Patienten erleben, die Erweise dieses "Computers", dieses Steuerungszentrums des Gesamtorganismus, vor Augen geführt bekommen. Der sogenannte "Bleyberg-Effekt" müßte sie eigentlich die entsprechenden Schlüsse ziehen lassen. Bleyberg war ja der erste, an dem Prof. Barnard eine Herztransplantation durchführte. Als Bleyberg einige Zeit später starb, stellte man bei der Obduktion fest, daß sein neues Herz an denselben Stellen und auf dieselbe Art und Weise wie sein altes

geschädigt war. Und bei vielen anderen transplantierten Organen mußte man diesen "Bleyberg-Effekt" schon miterleben. Und das bedeutet doch: an das alte Organ ergingen unentwegt falsche Steuerungsinformationen, die zu seiner Destruktion führten, und diese falschen Steurungsimpulse liefen auch nach dem Austausch des Organs gegen ein neues genau so beharrlich weiter, so daß es bei dem neuen Organ zu denselben Schädigungen kam. Demnach liegt die eigentliche Störung nicht im Bereich der materiellen Ebene unseres Organismus, sondern in seiner Steuerungsebene. Diese Erkenntnis ist schon zwei Jahrhunderte alt. Der erste, der sie medizinisch nutzbar machte, war Dr. Samuel Hahnemann, der Entdecker der Homöopathie. Er nannte diesen "Steuerungscomputer" die "Lebenskraft" oder das "Lebensprinzip" und sagte, daß sie von "geistartiger, dynamischer oder energischer" Qualität sei. Wir würden heute also die Ebene, auf der sie funktioniert, die "energetische" nennen. Am besten wird Hahnemann hier einmal selber zitiert:
"Im gesunden Zustande des Menschen waltet die geistartige, als Dynamis den materiellen Körper (Organism) belebende Lebenskraft (Autocratie) unumschränkt und hält alle seine Theile in bewundernswürdig harmonischem Lebensgange in Gefühlen und Thätigkeiten, so daß unser inwohnende, vernünftige Geist sich dieses lebendigen, gesunden Werkzeugs frei zu dem höhern Zwecke unsers Daseins bedienen kann. Der materielle Organism, ohne Lebenskraft gedacht, ist keiner Empfindung, keiner Thätigkeit, keiner Selbsterhaltung fähig (er ist todt und, nun bloß der Macht der physischen Außenwelt unterworfen, fault er und wird wieder in seine chemischen Bestandtheile aufgelöst); nur das immaterielle, den materiellen Organism im gesunden und kranken Zustande belebende Wesen (das Lebensprincip, die Lebenskraft) verleiht ihm alle Empfindung und bewirkt seine Lebensverrichtungen. Wenn der Mensch erkrankt, so ist ursprünglich nur diese geistartige, in seinem Organism überall anwesende, selbstthätige Lebenskraft (Lebensprincip) durch den, dem Leben feindlichen, dynamischen Einfluß eines krankmachenden Agens verstimmt; nur das zu einer solchen Innormalität verstimmte Lebensprincip, kann dem Organism die widrigen Empfindungen verleihen und ihn so zu regelwidrigen Thätigkeiten bestimmen, die wir Krankheit nennen..... (S. Hahnemann, Organon der Heilkunst, §§ 9 - 11)"

Krankheit ist also zu allererst etwas Dynamisches, Energetisches; sie findet ursprünglich in der Steuerungsebene des Organismus statt; alle materiellen, lokalen Veränderungen im Körper sind nur das Resultat der Veränderungen in der Steuerungsebene, sind nur Folge und Ergebnis übergeordneter energetischer Vorgänge. Wenn aber die Lebenskraft der Sitz der Krankheit ist, wenn sie die Instanz ist, von der Krankheit ausgeht (ausgenommen die von außen durch Gewalt entstandenen Schädigungen), dann gebietet die Logik den Schluß, daß wirkliche Heilung nur dann geschehen kann, wenn sie dort ansetzt, von wo die Krankheit ausgeht, also in jener Instanz, die Hahnemann die Lebenskraft nennt. Es hat wenig Sinn, an lokalen, materiellen Veränderungen zum Zwecke der Heilung herumzumanipulieren - wenn nicht im Steuerungszentrum die falschen Impulse in richtige verwandelt werden, ist alle Mühe vergeblich! Und genau hier liegt die Schwierigkeit der modernen Medizin: sie hat nach wie vor nur Mittel und Werkzeuge zur Verfügung, die ausschließlich in der lokalen, materiellen Ebene des Organismus eingreifen können, deren Wirkung aber nicht in die Lebenskraft reicht. Außer daß sie dort zerstörend und vergiftend wirken, also die Lebenskraft "schwächen und innormal verstimmen" (Hahnemann, § 74 Organon), können sie dort nicht die Arbeit vollbringen, die notwendig wäre, nämlich die "Verstimmung der Lebenskraft" auslöschen. Dazu braucht man Mittel, die substanziell und qualitativ den Vorgängen in der Lebenskraft angeglichen, also auch energetisch sind! Um es noch einmal deutlich zu sagen: die chemisch-materiellen Mittel und die lokalen Manipulationen der modernen Medizin können gar nicht wirklich heilen, weil sie die Stelle nicht treffen, von der einzig und allein Heilung ausgehen kann! Wo aber gibt es Mittel, die die Lebenskraft erreichen? Hahnemann hat sie uns geliefert! Durch die von ihm entwickelte Methode des Dynamisierens oder Potenzierens der Medikamente werden diese entmaterialisiert und energetisiert, und können so als Befehle in die Steuerungsebene wirken, ohne gleichzeitig giftig oder zerstörerisch zu sein. (Über die Einzelheiten dieses Verfahrens informiere man sich in den homöopathischen Lehrbüchern!) Damit aber wandelt sich das einzelne Mittel nicht nur substanziell, sondern auch qualitativ, d.h. es muß jetzt anders als ein Chemotherapeutikum angewendet werden. So lange ein Mittel Materie enthält, muß es nach den Gesetzen der Chemie gebraucht werden, ist es aber entmaterialisiert und energetisiert, wirkt es nach Gesetzen, die im energetischen Bereich gültig und völlig anders sind. Eine Lokomotive ist ein Mittel zur Fortbewegung, sie entfaltet Kraft, die auf Räder übertragen wird. Dennoch besteht zwischen einer Dampflokomotive und einer Elektrolokomotive ein erheblicher Unterschied. Die Dampflok erhält ihre Kraft auf materiell-mechanischen Wege. Deswegen verbraucht sie Kohle und Wasser, um ihre Kraft zu entfalten. Die Elektrolok erhält ihre Kraft auf elektromagnetischem Wege. Deswegen verbraucht sie nichtmaterielle Energie, nämlich Strom, um zu ihrer Kraft zu kommen. Würde man ihr Kohle und Wasser zuführen, dann würde man nicht nur für die Kraftentfaltung nichts erreichen, sondern sie auch noch zerstören. Mit dem lebenden Organismus ist es dasselbe: Wenn er auch zum Teil aus Materie besteht, so wird er doch aus der energetischen, nichtmateriellen Ebene gesteuert. Und will man in dieser Steuerungsebene etwas verändern, darf man eben nicht Materie in sie einführen, weil man damit nicht nur nichts erreicht, sondern auch noch Zerstörung bewirkt. Diese Erfahrung machen jeden Tag auf dieser Erde hunderttausende von Ärzten und Heilern, und wenn sie richtig hinsehen würden und dazu auch noch ehrlich wären, würden sie es sogar bemerken. Wenn nämlich die chemisch-materiellen Medikamente Gesundheit und Heilung bringen könnten, dann müßte die Menschheit heute vor Gesundheit strotzen, denn diese Medikamente haben nun gut ein Jahrhundert Zeit gehabt, ihren Segen zu beweisen. Aber am Ende dieses Jahrhunderts ist die Menschheit kränker denn je, vor allem chronisch krank - trotz oder wohl sogar wegen dieser Medikamente.

Hahnemanns dynamisierte Medikamente wirken also anders als chemisch-materielle Medikamente. Sie können nur nach Gesetzen eingesetzt werden, die denen der Elektronik analog sind. Wenn man einen Roboter oder eine Weltraumstation steuern will, dann muß man ihnen ein Funksignal geben. Dieses muß genau auf der Frequenz (Wellenlänge) liegen, auf die der Empfänger in dem zu steuernden System eingestellt ist, und es muß genau den Signalcode enthalten, den der Steuerungscomputer dieses Systems lesen kann. Signale auf einer falschen Frequenz oder mit einem falschen Signalcode gehen an dem zu steuernden System unerbittlich vorbei und bewirken nichts. Das ist der Grund, warum homöopathische Medikamente so genau ausgesucht sein müssen, und warum nicht jedes Medikament wirkt. Hahnemann stellte in jahrzehntelangen (!) Experimenten fest, daß

nur dasjenige Medikament - sowohl in tiefer als auch in hoher Potenz - heilend wirkt, das genau zu der Symptomatik des Patienten paßt. Jedes in der Homöotherapie eingesetzte Mittel kann nämlich, wenn es an gesunden Menschen "geprüft" wird, künstlich eine bestimmte, nur diesem Mittel eigene Symptomatik hervorbringen. Wenn ein gesunder Mensch beispielsweise über Tage und Wochen geringste Mengen der Tollkirsche (Belladonna) regelmäßig zu sich nimmt, wird er künstlich krank, und es erscheint bei ihm ein Symptomenbild. Er wird an sich - und andere an ihm - Symptome bemerken, die er als noch Gesunder nicht hatte. Es wird also ein ganz bestimmter Krankheitszustand erzeugt, der nur für die Tollkirsche typisch ist. Nimmt ein solcher "Prüfer" statt der Tollkirsche regelmäßig geringe Mengen des Sturmhutes (Aconitum) ein, wird er ein anderes künstliches Krankheitsbild hervorbringen, das nur für Aconitum typisch ist, usw. (Über die Einzelheiten der Arzneimittelprüfungen informiere man sich in den Lehrbüchern!) Und nun fand Hahnemann heraus, daß ein Mittel nur dann heilend wirken kann, wenn es in seiner künstlichen, bei einer Arzneimittelprüfung am Gesunden hervorgebrachten Symptomatik der krankhaften Symptomatik des Patienten ganz ähnlich ist. *"Wähle, um sanft, schnell, gewiß und dauerhaft zu heilen, in jedem Krankheitsfalle eine Arznei, welche ein ähnliches Leiden (homoion pathos) für sich erregen kann, als sie heilen soll!" (Organon, Einleitung)* Er will - wie er immer wieder betont - bei seinen Patienten durch die Gabe des ähnlichen Mittels (Simile) eine Kunstkrankheit erzeugen, die dann die natürliche Krankheit "löscht", so wie eine elektrische Welle nur dadurch gelöscht werden kann, daß man dieselbe oder eine höchstähnliche Welle phasenverkehrt auf sie setzt. Und genau hier liegt die Schwierigkeit allen Heilens: Wir kennen nun die einzige Stelle, an der Heilung anzusetzen hat, die Lebenskraft, und wir wissen auch, wie man in sie hineinwirken kann, auf dem Wege über die dynamisierte Arznei, aber diese Arznei muß genau passen, sonst bewirkt sie nichts.
Es wäre nun aber ein großer Fehler, blauäugig einfach die Symptome des Patienten sich vorzunehmen und danach ein Mittel zu suchen, das bei der Prüfung am Gesunden dieselbe oder eine höchst ähnliche Symptomatik hervorbringt, und dieses Mittel dann zu verordnen. Wer sich so unbedarft in die Mittelsuche stürzt, wird alsbald ein großes Fiasko erleben. Er wird nämlich sehr schnell feststellen, daß viele Mittel bei einer großen Anzahl

von Symptomen sich ähnlich sind, besonders wenn es um sogenannte "übliche" Symptome geht. Wenn jemand unter einem grippalen Infekt leidet, dann wird er dabei eine Menge Symptome hervorbringen, die bei solch einer Krankheit "üblich" sind, wie z.B. Kopfschmerzen, Gliederschmerzen, katarrhalische Symptome, Abgeschlagenheit, usw. Fast alle Patienten, die an solch einer Krankheit leiden, weisen auch solche Symptome auf, und fast alle Mittel, die für solche Krankheitszustände heilend sind, erzeugen in der Prüfung solche Symptome. Es kann daher aus den vielen Mitteln, die in Frage kommen, nur schwer ein passendes gewählt werden. Hahnemann fand bei seinen Forschungen sehr schnell heraus, daß es eines Tricks bedarf, um bei dieser Situation eine befriedigende Wahl zu treffen: Neben den allgemeinen und üblichen Symptomen bringt jeder Patient auch noch sehr individuelle hervor, und diese sind für die Mittelwahl am wichtigsten. Er formuliert das im § 153 seines Organon folgendermaßen: *Bei dieser Aufsuchung eines homöopathisch specifischen Heilmittels, das ist, bei dieser Gegeneinanderhaltung des Zeichen-Inbegriffs der natürlichen Krankheit gegen die Symptomenreihen der vorhandenen Arzneien, um unter diesen eine, dem zu heilenden Uebel in Aehnlichkeit entsprechende Krankheits-Potenz zu finden, sind die auffallendern, sonderlichen, ungewöhnlichen und eigentheitlichen (charakteristischen) Zeichen und Symptome des Krankheitsfalles, besonders und fast einzig fest ins Auge zu fassen; denn vorzüglich diesen, müssen sehr ähnliche, in der Symptomenreihe der gesuchten Arznei entsprechen, wenn sie die passendste zur Heilung sein soll. Die allgemeinern und unbestimmtern: Eßlust-Mangel, Kopfweh, Mattigkeit, unruhiger Schlaf, Unbehaglichkeit usw, verdienen in dieser Allgemeinheit, und wenn sie nicht näher bezeichnet sind, wenig Aufmerksamkeit, da man so etwas Allgemeines fast bei jeder Krankheit und jeder Arznei sieht.*

Bei akuten Krankheiten können diese "auffallenderen, sonderlichen, ungewöhnlichen und eigentheitlichen (charakteristischen) Symptome" noch sehr deutlich sein und auch unmittelbar zur Mittelwahl führen, bei chronischen Krankheiten sieht das aber oft ganz anders aus. Hier muß sich die Mittelwahl in vielen Fällen auf ganz andere Symptome stützen, weil hier die Ähnlichkeiten viel tiefer und nicht so an der Oberfläche liegen. Es gilt zwar nach wie vor das Ähnlichkeitsgesetz (similia similibus curantur), und

es gilt auch genau so noch der § 153 des Organon, aber das "Eigentheitliche" und Charakteristische liegt nicht mehr so offen vor Augen wie bei den akuten Krankheiten. So kann z.B. die Tatsache, daß der Großvater eine Tuberkulose gehabt hat, viel wichtiger für die Mittelwahl sein als beispielsweise die Linksseitigkeit der Beschwerden des Patienten.
Hahnemann hat aus der Erfahrung heraus, daß bestimmte Mittel bei der Behandlung von chronischen Krankheiten nicht mehr "durchzogen", also nur vordergründig oder palliativ wirkten, in langjähriger Forschungsarbeit seine Lehre von den "Chronischen Krankheiten" entwickelt. Sie wird leider von vielen Homöotherapeuten bis zum heutigen Tage nicht verstanden und abgelehnt. Und doch sind schwere chronische Krankheiten wie z. B. Asthma, Rheuma, Neurodermitis, und eben auch die Tumorbildung, ohne ihre Kenntnis homöopathisch nicht zu heilen.
In seinem 1828 - 1830 erschienenen Werk "Die chronischen Krankheiten, ihre eigenthümliche Natur und homöopathische Heilung" hat er seine Erkenntnisse dargelegt. Das Werk besteht aus zwei Teilen: einem theoretischen und einem praktischen, in dem die Mittel angegeben werden, die in der Lage sind, die von ihm dargestellten Krankheiten zu heilen. Kurz zusammengefaßt sagt Hahnemann:
1) Es gibt überhaupt nur drei chronische Krankheiten, und er nennt sie *Psora, Sycosis und Syphilis*.
2) Es gibt unter der großen Zahl homöopathischer Mittel nur ganz wenige und ganz bestimmte, die diese Krankheiten heilen können.
Gerade letzteres hat man immer wieder übersehen oder übersehen wollen und erleidet deswegen Schiffbruch bei der Behandlung dieser Krankheiten.
Nach Hahnemann sind chronische Krankheiten ein ganz besonderer Typ von Krankheit, sie verlaufen nach einem ganz bestimmten Schema. Im Gegensatz zur akuten Krankheit, die einen Anfang, eine Krisis und ein Ende - gut oder fatal - hat, läuft die chronische Krankheit unaufhaltsam in die Destruktion hinein. Alle manuellen Manipulationen oder materiellen Arzneigaben können höchstens ihre Symptome zeitweilig unterdrücken, aber sie beschleunigen nur den Lauf in die Destruktion.
Der Urtyp chronischer Krankheit war für ihn die Syphilis, die er und seine ärztlichen Zeitgenossen ganz gut erforscht hatten. Sie hat einen Anfang durch die Infektion, auf die nach einer kurzen Zeit der Inkubation der

Organismus als Erstreaktion ein "Lokalübel" setzt: den Schanker. Wenn er verschwindet, geht die Krankheit in ein Latenzstadium, aus dem sie irgendwann als Lues II wieder auftaucht. Dieses Stadium ist durch ganz bestimmte syphilitische Hautausschläge charakterisiert. Danach folgt abermals ein Latenzstadium, dem sich dann das Destruktionsstadium, die Lues III, anschließt. Dabei werden dann die Knochen (Knochenzersetzung, Knochengeschwüre, usw.) und die Nerven (vor allem Gehirn und Rückenmark) zerstört, mit allen davon ausgehenden Folgen. Interessant dabei - und für die Behandlung chronischer Krankheiten von ungeheurer Wichtigkeit - ist die Beobachtung Hahnemanns, daß die jeweiligen "Lokalübel", also der Schanker bei der Lues I und die syphilitischen Hautausschläge bei der Lues II, eine große Bedeutung als vorläufige (aber nicht ausreichende) Abwehrmaßnahmen des Organismus haben. Die Lebenskraft versucht dadurch, die Krankheitsprozesse an die Peripherie des Organismus zu bringen, wo sie für das Leben ungefährlich sind. So lange diese "Lokalübel" unangetastet bestehen bleiben können, schreitet die Krankheit wesentlich langsamer voran als bei ihrer "Unterdrückung". Eine Beseitigung des Schankers durch irgendwelche chirurgische Maßnahmen oder Salben und eine Beseitigung der Hautausschläge auf dieselbe Weise beschleunigen in rapider Art das Fortschreiten der Krankheit.

Das Schema einer solchen chronischen Krankheit sieht also folgendermaßen aus:

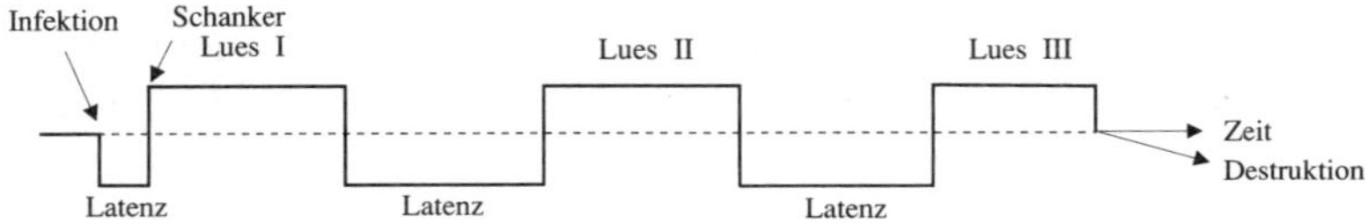

Neben der Syphilis gibt es noch eine zweite venerische Krankheit, die nach demselben Schema verläuft, aber andere Auswirkungen hat: die Sycosis (= Feigwarzenkrankheit). Sie nimmt ihren Ausgang vom Tripper (Gonorrhoe). Bei ihr wird als Erstreaktion des Organismus (Lokalübel) nicht der Schanker, sondern der Ausfluß aus Harnröhre oder Scheide gesetzt. Auch sie hat Latenzstadien und greift bei der Sycosis II vor allem entzündlich die Schleimhäute und die Gelenke an. (Die Entzündungen des Beckens wie Ovariitis, Metritis, Prostatitis in vielen Formen, später des Magen-Darmtraktes oder der Bronchialschleimhäute können ebenso sycotisch sein wie die Arthritiden!) In ihrem dritten, destruktiven Stadium gehört zu ihr die Bildung falschen Gewebes wie Warzen und Tumoren aller Art. Bei Tumorbildung bis hin zum Krebs spielt also immer ein sycotisches Element mit!

Die dritte chronische Krankheit ist eine nicht-venerische. Hahnemann nannte sie die Psora, und sie ist sein "Lieblingskind" geworden. Sie hat - genau wie die beiden anderen - als Ursache eine tiefe "Verstimmung der Lebenskraft", und sie ist die "Urmutter" aller Krankheiten, d. h . ohne sie gibt es keine Syphilis oder Sycosis oder andere chronische Erscheinungen. Sie muß immer zuerst dasein, dann können sich auch die anderen einnisten. Ihr Anfangs-Lokalübel ist ein "wollüstig jückendes", krätzeähnliches Bläschen (oder mehrere oder viele!), dessen Jucken zum Kratzen zwingt, was ein Brennen hervorruft. In ihren verschiedenen Stadien kann sie so gut wie alles an Krankheitserscheinungen verursachen - Hahnemann braucht im 1. Band seiner "Chronischen Krankheiten" vierzig Seiten dazu, um "nur einige" dieser Erscheinungen aufzuzählen.
Es ist hier nicht der Platz, um Hahnemanns Lehre von den "Chronischen Krankheiten" (von ihm auch "chronische Miasmen" genannt) in allen Einzelheiten darzustellen. Es können nur skizzenhaft ein paar Striche gezogen werden. Aber auf die Konsequenzen dieser Lehre, die sich jeden Tag in der Praxis in ihrer Richtigkeit bewährt und bestätigt wird, muß hier hingewiesen werden. Vorher muß aber noch gesagt werden, daß er selbst noch eine weitere, künstliche, hinzugefügt hat: die Arzneimittelkrankheit (Organon §§ 74 - 76). Danach wird die Lebenskraft auch durch das Bombardement mit materiellen, allopathischen Medikamenten "verstimmt", was künstliche Krankheiten zur Folge haben kann, die noch schwieriger als

die natürlichen geheilt werden können. Außerdem haben seine Nachfolger diese Lehre noch um einige wesentliche Punkte erweitert: Sie fügten noch eine weitere "natürliche" chronische Krankheit hinzu, die sogenannte "Tuberkulinie". Und sie fanden heraus, daß diese "Miasmen" nicht nur durch Ansteckung erworben werden können, sondern auch durch Vererbung an nachfolgende Generationen weitergegeben werden können. Und schließlich erweiterten sie den Mittelschatz, der zur Heilung solcher Krankheiten zur Verfügung steht, durch Prüfung neuer tiefwirkender Mittel.
Hahnemann reduziert also alle chronischen Krankheitserscheinungen - und dazu gehören auch rezidivierende akute Krankheiten (Beispiel: rezidivierende Tonsillitis oder Bronchitis) - auf fünf Grundkrankheiten:
Psora, Syphilis, Sycosis, Tuberkulinie, Arzneimittelkrankheit.
Sie sind die alleinigen Ursachen für tausende verschiedener Erkrankungen, denen die Schulmedizin jeweils einen anderen Namen gibt. Sie sind sozusagen der Boden, das Terrain, auf dem - als schlechte Früchte - die verschiedenen Krankheiten wachsen, wobei die Psora immer als Grundlage dabei ist. (Beispiel: die Multiple Sklerose ist eine syphilitische Erkrankung, weil die Syphilis die Gehirn- und Rückenmarksnerven angreift.) Die therapeutische Aufgabe besteht dann also darin, die chronische(n) Grundkrankheit(en) auszuheilen, dann werden auch die Resultate dieser Grundkrankheit(en) verschwinden, sofern nicht irreversible Zerstörungen bereits vorhanden sind. Nicht an den Resultaten, an den schlechten Früchten, soll therapiert werden, sondern das Terrain soll saniert, soll ausgeheilt werden, dann werden auch die Früchte wieder gut. Um es noch einmal "homöopathisch" auszudrücken: Die grundsätzliche und tiefgreifende Verstimmung der Lebenskraft, die jeder dieser chronischen Krankheiten zugrunde liegt, und die verantwortlich ist für die verschiedenen Veränderungen im materiellen Bereich des Organismus, soll aufgehoben werden, so daß an die entsprechenden Bausteine des Organismus wieder normale Steuerungsbefehle gelangen, dann - und nur dann! - kann echte Heilung bewerkstelligt werden.
Hahnemanns Ideal war eigentlich, für jede dieser "Chronischen Krankheiten" ein einziges, tiefwirkendes Mittel zu finden, mit dem sie geheilt werden kann. So meinte er, für die Syphilis Mercurius als heilendes Mittel zu haben, für die Sycosis Thuja, und für die Psora Sulfur. Er war durch eine Beob-

achtung, die er bei akuten Krankheiten machen mußte, auf diese Gedanken gekommen (Organon § 103). Bei sogenannten epidemischen Krankheiten kam es häufig vor, daß alle Erkrankten ein einziges Homöopathicum zur Heilung brauchten. Wenn sie auch unterschiedliche individuelle Symptome aufwiesen, so waren diese doch nur Teilsymptome aus dem Arzneimittelbild eines einzigen Mittels. (Beispiel: grippaler Infekt. Alle Kranken haben Fieber, Husten, Schnupfen, Glieder- und Kopfschmerzen. Das sind Allgemeinsymptome, auf die hin man schwerlich ein Mittel finden kann. Nun aber hat Patient A eine Riesendurst dabei [Bryoniasymptom], Patient B ist stark reizbar [Bryoniasymptom], Patient C hat eine dicke Obstipation [Bryoniasymptom], Patient D hat beim Husten Schmerzen unter dem Brustbein [Bryoniasymptom], Patient E hat starke Gliederschmerzen, die sich durch die kleinste Bewegung verschlechtern [Bryoniasymptom], Patient F deliriert im Fieber und möchte "nach Hause gehen", obwohl er zu Hause ist [Bryoniasymptom], Patient G hat saure Schweiße [Bryoniasymptom], usw. als individuelle Symptome. Jeder hat also Teilsymptome aus einem einzigen Arzneimittelbild, und jeder braucht daher Bryonia als Heilmittel) Wenn der Homöotherapeut bei einer solchen epidemischen Krankheit nach der Untersuchung seiner ersten Patienten herausbekommen hat, daß sie alle **ein** Mittel brauchen, dann hat er den *Genius epidemicus* erkannt, und kann das entsprechende Mittel sogar vorbeugend - sozusagen als homöopathische Impfung - verschreiben. So ähnlich erfuhr es Hahnemann bei seinen Forschungen über die chronischen Miasmen. Mochten viele seiner Patienten auch ganz verschiedene und vielseitige Krankheitserscheinungen aufweisen, so war doch jeweils eine Gruppe dabei, die syphilitische, eine andere, die sycotische, eine dritte, die psorische Symptome deutlich durch ihr Gesamtbild schimmern ließ. Es gab also so etwas wie einen *Genius chronicus*. Allerdings mußte Hahnemann dann doch erkennen, daß man nicht mit einem Mittel für je ein Miasma auskam, sondern daß es mehrere waren, die miasmaspezifisch heilen konnten. Immerhin aber war klar geworden, daß aus der großen Zahl homöopathischer Mittel - heute gibt es ca. 2000 - nur jeweils eine sehr kleine Gruppe von Mitteln für die Heilung eines Miasmas in Frage kam. Und nur diese Mittel haben die Kraft, Syphilis, Sycosis, Psora oder Tuberkulinie zu heilen. Man nennt sie Antimiasmatica. Andere Mittel, selbst wenn sie noch so große Symptomenähn-

lichkeit mit dem betreffenden Krankheitsfall aufweisen würden, könnten - wenn überhaupt - nur kurzzeitig und nur palliativ wirken. Und gerade letzteres ist eine der wichtigsten Konsequenzen aus Hahnemanns Lehre von den "Chronischen Krankheiten" für die tägliche Praxis, deren Nichtbeachtung immer wieder Fehlschläge zur Folge hat.
Nun gibt es aber - leider! - noch die Möglichkeit, daß bei einem Patienten nicht nur eine, sondern gleich zwei oder mehrere dieser Miasmen in Kombination vorhanden sind. Dadurch werden die Krankheitserscheinungen, die bei ihm auftreten, immer schwerer und destruktiver. Die "harmloseste" - wenn man dabei überhaupt von "Harmlosigkeit" sprechen kann - ist die Psora. Wenn sie aber mit Syphilis, Sycosis oder Tuberkulinie verbunden ist, dann wird dieser "Verbund" zerstörerischer in dem betreffenden Organismus wirken. Sind aber gar drei, vier oder alle fünf miteinander kombiniert, dann wird es ganz schlimm, und dann wird das destruktive Stadium um so früher einsetzen. Bei Tumorbildung und bei Krebs hat man mit Sicherheit eine Kombination von wenigstens drei Miasmen vor sich, wobei die Sycosis auf jeden Fall eine von den dreien ist. Da die Miasmen auch vererbt werden können, ist es erklärlich, daß sogar Kinder an Krebs erkranken können.

Für die Heilung der Miasmen braucht man Zeit, sogar viel Zeit! Hier darf man nicht in Tagen oder Wochen denken, sondern muß Monate und Jahre veranschlagen, je nach der Anzahl der vorhandenen Miasmen und der Stärke ihrer Verflechtung. Im Allgemeinen kann man immer nur eines zur Zeit heilen, und man muß mit dem beginnen, das gerade aktiv ist. In den meisten Fällen sind nämlich niemals alle beteiligten Miasmen sichtbar, sondern nur aus der Gesamtsymptomatik des Lebens des Patienten und seiner Vorfahren erkennbar, aber eines von ihnen befindet sich "an der Oberfläche". Es offenbart sich durch eine diskrete, aber miasmatypische Symptomatik. (Beispiel: Patient mit Colitis ulcerosa, einer Erkrankung, bei der häufig die Psora eine Verbindung mit Tuberkulinie und Sycosis oder Syphilis eingegangen ist. Neben den für die Krankheit typischen Symptomen, die meist nur eine palliative Mittelwahl erlauben, hat der Beispiel-Patient in den letzten Wochen Brennen beim Wasserlassen. Und dies bedeutet in der Sprache des Organismus, daß zur Zeit die Sycose "aktiv" und "an der

Oberfläche" ist. Hier müßte nach weiteren Sycosis-typischen Symptomen gefahndet werden, um aus der Gruppe der Antisycotica das passende Einstiegsmittel für diesen Fall zu finden. Trifft man dabei das richtige Mittel, dann rollt sich der Fall ganz automatisch auf, d. h. nach einiger Zeit werden sich - unter stetiger Besserung des Patienten - neue und andere Symptome zeigen, die für das nächste vorhandene Miasma typisch sind und nun einen Wechsel zu einem anderen Mittel verlangen. Dies wird aber meist erst nach Wochen und Monaten zu geschehen haben.)
Tumorbildung und Krebs sind immer Krankheitserscheinungen aus dem Endstadium der Miasmen. Und leider nimmt die individuelle Symptomatik eines Patienten, die ja nach § 153 des Organon am besten eine Mittelwahl erlaubt, immer mehr ab, je weiter es in die Endstadien hineingeht. Es gibt dann zwar noch die lokale Symptomatik, die etwa durch den oder die Tumoren verursacht wird, aber ganz selten nur findet man charakteristische Zeichen und Symptome (Der Fall VII im folgenden Text von Clarke ist solch ein Fall mit Seltenheitswert!). Man muß sich also im allgemeinen nach anderen Möglichkeiten der Mittelfindung umsehen. Wenn man Glück hat, zeigt die Vorgeschichte des Patienten einen Weg auf. Clarke und Burnett liefern viele Kasuistiken, bei denen mehrere Impfungen, von denen einige sogar nicht "angegangen" waren, in den Jahren vor Ausbruch der Tumorbildungen stattgefunden hatten, und deswegen konnten sie mit Thuja als Hauptmittel erfolgreich sein.

Aber in vielen Fällen steht man bei der Mittelwahl vor großen Schwierigkeiten. Diese werden durch ein besonderes Problem der Homöopathie noch vergrößert: Grundlage der homöopathischen "Arzneimittelbilder" sind ja die Prüfungen der Mittel an gesunden Personen. Diese Prüfungen dauern Tage und Wochen, und manche mußten vorzeitig abgebrochen werden wegen der Schwere der auftretenden Symptome. Und doch sind diese dabei auftretenden Symptome nur Anfangssymptome. Sie eignen sich daher besonders gut zur Mittelwahl für akute Krankheiten oder für Anfangszustände von chronischen Miasmen. Aber für die Mittelwahl bei Endzuständen dieser Miasmen eignen sie sich selten. (Beispiel: Hyoscyamus und Stramonium bringen bei der Prüfung viele psychotische Symptome hervor, aber bei einer endogenen Psychose - und das ist ein Endzustand chronischer

Miasmen! - nützen sie trotz ihrer scheinbar ähnlichen Symptomatik nichts.) Um also eine wirklich verwertbare Symptomatik bei Endzuständen zu erhalten, müßten die homöopathischen Mittel über Jahre und Jahrzehnte zu Prüfungszwecken eingenommen werden, bis Endzustandserscheinungen auftreten, u. U. sogar eine Tumorbildung stattfindet. Diese Art der Prüfung ist aber aus einsehbaren Gründen nicht möglich. Stattdessen muß hier die klinische Erfahrung sprechen.

Hahnemann hatte ja schon herausgefunden, daß nicht alle, sondern nur bestimmte Mittel die Kraft haben, Miasmen zu heilen. Und er wußte auch schon, daß bei kombinierten chronischen Miasmen selten ein Mittel allein den Erfolg bringt, sondern daß eine wohlabgewogene Folge von Mitteln notwendig ist, um zur Heilung zu gelangen. Das gilt dann erst recht für die Tumorbildung und den Krebs. Seine Nachfolger haben durch neue Prüfungen und durch klinische Versuche noch manche tiefwirkenden Mittel dem homöopathischen Arzneischatz hinzufügen können. Eine ganz besondere Rolle spielen dabei die Nosoden, und bei der Tumorbildung besonders die Krebsnosoden. J. C. Burnett vor allem hat immer wieder an ein Tumorwirksames Mittel die Forderung gestellt, daß es nicht nur ein "symptomatisches Simile" sein müsse, sondern in erster Linie ein "pathologisches Simile". Und damit meinte er, daß es die Kraft haben müsse, auch in die pathologischen Gegebenheiten - also in den Endzustand eines Krankheitsfalles - eingreifen zu können. Aus diesem Grunde prüfte und verwendete er eine Reihe von Krebsnosoden, zum Teil mit bestem Erfolg. J. H. Clarke folgte ihm darin nach, wie das folgende Büchlein zeigt. Dem modernen Onkologen, der erkenntnistheoretisch in den vergangenen 80 Jahren nicht viel weitergekommen ist, weil er sich nur mit den Vorgängen auf der materiellen Ebene der Tumorbildung auseinandersetzt, wird das Büchlein von Clarke manchen Schauder über den Rücken laufen lassen. Aber er sollte es lesen, und er sollte es genau lesen! Denn es wird ihm darin manches zum Nachdenken geboten:

1) Es wird darauf hingewiesen, daß die Grenze zwischen "gutartig" und "bösartig" eine sehr artifizielle ist. Die Tumorbildung an sich müßte doch eigentlich schon zum Nachdenken darüber führen, wie es möglich ist, daß der Organismus solche Fehlbildungen hervorbringt. Und die Homöopathie

gibt darauf die Antwort, daß aus der Steuerungsregion heraus, als Folge chronischer Verstimmung der Lebenskraft, falsche Steuerungsimpulse an das Gewebe gehen. Sie sind immer - ob das Ergebnis nun gutartig oder bösartig ist - Zeichen für das Vorhandensein einer Kombination chronischer Miasmen. Und diese muß geheilt werden! Ein bloßes Entfernen des Tumors nützt nichts, läßt die chronischen Miasmen weiterlaufen, und verschlimmert sogar - wie wir hörten - die Gesamtsituation.
2) Es wird dargestellt, daß durchaus von der energetischen Ebene her in die Tumorbildung eingegriffen und sie sogar aufgehoben werden kann. Die Sache ist also grundsätzlich möglich! Daß es dabei auch Schwierigkeiten gibt, wird nicht verschwiegen.
3) Es wird darauf hingewiesen, daß es ein präkanzeröses Stadium gibt, was ja genau der Lehre Hahnemanns von den Chronischen Miasmen entspricht. Wenn man in diesem Stadium mit der Behandlung beginnen würde, wäre die Mittelwahl leichter und der Erfolg sicherer. Gerade für die moderne Praeventionsmedizin sind das wichtige Hinweise.

Der Leser muß nun noch auf zwei Dinge hingewiesen werden:
a) Bei der Übersetzung wurde absichtlich so nah wie möglich am englischen Text geblieben. Das ergibt zwar ein holperiges Deutsch, aber es handelt sich bei Clarkes Büchlein ja nicht um Belletristik, sondern um eine medizinische Arbeit. Ganz besonders bei den Fallberichten ist dabei jedes Wort aus wissenschaftlichen Gründen wichtig. Es empfiehlt sich für den interessierten Homöopathen sowieso, diese Kasuistiken, und Clarkes Gedanken dazu, *mehrmals* zu lesen. Erst auf diese Weise kann man erkennen, welch tiefes Wissen über die Homöopathie und die Lehren Hahnemanns in diesen Zeilen versteckt ist.
b) Es soll mit der Herausgabe dieses Büchleins keinesfalls eine neue oder "alternative" Therapie gegen Krebs kreiert werden. Diese Krankheit ist so schlimm, daß mit lautem Geschrei in die eine oder andere Richtung nichts getan ist. Vielmehr müssen hier alle zusammenarbeiten, die auf diesem Gebiet forschen und arbeiten. Aber auf jeden Fall soll mit den Ausführungen Clarkes - noch einmal wieder - ein Denkanstoß gegeben werden, in welche Richtung geforscht werden sollte. Es werden ja heutzutage Milliarden für die Krebsforschung ausgegeben, aber leider beziehen sich diese

Forschungen - immer noch! - nur auf die materielle Seite des Tumorgeschehens, also nur auf die Resultate von Fehlsteuerungen in der energetischen Ebene des Organismus. Nachdem fast ein Jahrhundert seit Clarke und Burnett vergangen ist, und nachdem in diesem Jahrhundert die Kybernetik und die Elektronik Einzug in das Denken der Menschen gehalten haben, sollten die Histologen, Bakteriologen, Virologen, Onkologen, und noch viele andere ---logen, diese neue Denkweise bei ihren Forschungen und Arbeiten endlich auch übernehmen. Und dafür könnte Clarkes Büchlein einen entscheidenden Anstoß geben, denn so gut wie alle seine berichteten Fälle wurden mit Hochpotenzen - also mit absolut energetischen Mitteln, in denen kein Molekül des Ausgangsstoffes mehr vorhanden war, die sehr wohl aber das passende Steuerungssignal enthielten - behandelt und die meisten von ihnen geheilt. Daß es dabei auch Mißerfolge geben kann und muß - ganz besonders in den Fällen, bei denen die Krankheit schon zu weit fortgeschritten ist oder schon operativ eingegriffen wurde - verschweigt Clarke keinen Augenblick.

Wie schwer die gestellte Aufgabe bei der - gut- oder bösartigen - Tumorbildung ist, mag ein Experiment belegen, das von einer Gruppe amerikanischer Genetiker unter der Leitung von Dr. Mary Stark in der ersten Hälfte unseres Jahrhunderts ausgeführt wurde. Diese Gruppe untersuchte Frucht-Fliegenstämme, um mit ihnen genetische Forschungen zu treiben. Unter diesen befand sich ein Stamm, bei dem jeder vierte männliche Nachkomme im Entwicklungsstadium von einem Tumor zerfressen wurde. Das Tumorgewebe war kanzerös. Man wollte nun herausfinden, ob es irgendetwas gäbe, was diese Todesreihe aufheben oder unterbrechen könnte. Aber man fand nichts. Da wollte man es auch einmal mit homöopathischen Mitteln versuchen. Zu diesem Zweck potenzierte man die tumorzerfressenen Fliege bis zur 30. und 200. Potenz (ab der 12. Potenz wird die Loschmidt'sche Zahl überschritten!) und gab verschiedenen Kolonien dieses Stammes eine Lösung davon ins Futter. Anderen Kolonien verabreichte man Arsenicum album C 30 oder C 200, und wieder anderen eine von Dr. Boger empfohlene Verbindung von Quecksilber. Bei letzterem gab es keine das Tumorgeschehen aufhebende Ergebnisse, bei der potenzierten Fliege geschah es, daß ab der 6. Generation die Gesetzmäßigkeit des Tumortodes (jeder vierte männliche Nachkomme) unterbrochen wurde und nur noch der eine oder andere starb, und bei Arsenicum album war bei einigen Kolonien nach der vierten, bei anderen nach der dritten Generation der Tumortod gänzlich aufgehoben! (Vgl. Dr. P. Sankaran, Some Recent Research and Advances in Homoeopathy, Bombay 1978, und M. Righetti, Forschung in der Homöopathie, Göttingen 1988) Ein faszinierendes Ergebnis! Die Mendel'schen Gesetze wurden durch energetische Mittel durchbrochen oder aufgehoben! Die hereditäre Anlage zur Tumorbildung wurde ausgerottet! Aber: es war das richtige Mittel nötig, und es brauchte drei oder vier Generationen! (Wem käme da nicht als Assoziation der Satz aus dem Alten Testament ins Gedächtnis, daß bis ins dritte und vierte Glied die Sünden der Väter heimgesucht werden?) Mit aller Vorsicht wird man also sagen können, daß es wohl auch beim Menschen Fälle geben wird, die so tiefverwurzelt sind, daß ein Leben gar nicht ausreicht, um die hereditären Fehlsteuerungen auszurotten. Andererseits wird man aber mit mit Bestimmtheit sagen können, daß der Weg zur Heilung über die energetische Ebene der einzig richtige ist, übrigens auch dann, wenn es nichts mehr zu heilen gibt, sondern wenn nur noch palliativ gehandelt werden kann. Das Büchlein von Clarke sollte allen, die Krebsforschung betreiben, Mut machen, ihre Forschungen in diese Richtung laufen zu lassen, und allen, die Tumorbehandlungen vornehmen müssen, einen Weg zeigen, wie man naturgemäß und der Sache angemessen vorgehen könnte.

Am Schluß des Büchleins ist ein Arzneimittelbild aus J.H. Clarkes "Dictionary of Practical Materia Medica" angefügt, das weitgehend unbekannt ist. Und doch handelt es sich dabei um eines der Mittel, die so kräftig sind, daß sie auch chronische Miasmen heilen können. Außerdem ist es eines, das erst die Nachfolger Hahnemmanns in den homöopathischen Arzneischatz aufgenommen haben. Das Mittel, Sanicula aqua, hat viel Ähnlichkeiten mit Silicea und ist ähnlich tiefreichend. Die Übersetzung nahm Thomas von Reumont, Göttingen, vor.

Hamburg, April 1991
Gerhard Risch.

VORWORT

Seit den Tagen Hahnemanns ist es den Homöopathen bekannt, daß es möglich ist, in einem Krankheitsgift ein Arzneimittel für bestimmte Fälle einer Krankheit zu finden, von der man es genommen hat. Hahnemann beobachtete, daß zwei Krankheiten, die einander sehr ähnlich waren, nicht in demselben Patienten zur selben Zeit existieren konnten, obwohl es für zwei unähnliche Krankheiten durchaus möglich war, nebeneinander zu existieren. Die Wirkung eines Anfalles von Kuhpockenkrankheit, die eine Person vor der Ansteckung mit Menschenpocken schützt, sah er zu Recht als ein Beispiel für das homöopathische Gesetz an. Da nun bekannt ist, daß die Kuhpockenlymphe, wenigstens in vielen Fällen - denn der Ursprung aller Lymphseren, die zur Zeit im Gebrauch sind, ist eine Sache von reichlicher Unsicherheit- nichts anderes ist als mehr oder weniger modifiziertes Menschenpockengift, so ist deutlich, daß der Schutz vor Menschenpocken durch Impfung ein Schutz durch das modifizierte Menschenpokkengift selbst ist.

Es kann nicht laut genug betont werden, daß die Homöopathen schon lange im Besitz dieses Wissens sind, und daß sie es mit ausgezeichnetem Erfolg angewandt haben. Durch ihre speziellen Methoden, Gifte zu verdünnen, sind sie in der Lage, Arzneien aus Krankheitserregern, Schlangengiften und anderen tödlichen Giften herzustellen, die immer noch alle arzneilichen Kräfte des Urstoffs enthalten ohne irgendeine seiner ursprünglichen Gefahren. Ein Medikament, das aus einem Krankheitsgift gewonnen wird, nennt man im homöopathischen Sprachgebrauch eine "Nosode". Schon lange, bevor Pasteur sein schützendes Medikament gegen Tollwut entwickelte, haben Homöopathen die Nosode "Hydrophobinum" oder "Lyssinum" - wie sie auch genannt wird - gebraucht. Schon lange, bevor Koch sein "Tuberculin" auf eine erschreckte Welt losließ, benutzten Homöopathen mit mächtiger Wirkung die Nosode "Tuberculinum", das sie selbst herstellten. Davon hat Dr. James Compton Burnett einen sehr anschaulichen Rechenschaftsbericht in seinem Buch *New Cure for Consumption by its Own Virus* gegeben, in dem er zeigt, was er mit Hilfe dieses Mittels alles zu leisten im Stande war, ehe Dr. Koch seine Heilungsversuche begann.

Wenn eine Nosode bekannt ist, haben wir den Schlüssel zu allem in der

Hand. Deshalb haben die Homöopathen Arzneien aus Krankheitsgiften hergestellt, und unter ihnen die Gifte der verschiedenen Formen von Krebs. Und wiederum war hier Dr. Burnett, obwohl er nicht der Urheber der Idee war, der tatkräftige Entwickler der praktischen Seite dieser Sache, und ich werde Gelegenheit nehmen, mich auf einige seiner Bücher auf den folgenden Seiten zu beziehen. Aber mein Hauptanliegen ist, einige Ergebnisse meiner eigenen Erfahrungen in dieser Sache darzulegen.

Homöopathen weichen ab von ihrer Verantwortung, wenn sie der sogenannten "orthodoxen" Partei erlauben, ihre Grundsätze zu verwerten, sie auf eine rohe und heftige Art zu gebrauchen und sie durch solche Resultate, wie sie sie erzielen, in Mißkredit zu bringen. Die Injektion von tierischen Lösungen, genannt Seren, in den Blutkreislauf eines Patienten, ist in meinen Augen ein gewaltsames Vorgehen. Und außerdem ist es völlig unnötig, da ja der Gebrauch der homöopathischen Hochpotenzen jedermann freisteht. Die heilenden Wirkungen der Nosoden kann man ohne jede Verletzung des behandelten Organismus, oder auch der Organismen, von denen sie genommen werden, erzielen.

Daß die Methoden von Pasteur, Koch, von Behring und Roux echt homöopathisch sind, wurde von Professor von Behring, Roux und anderen zugegeben. "Es ist viel Wahrheit in der Methode Hahnemanns, Ähnliches durch Ähnliches zu heilen", sagt Dr. Roux, und von Behring wurde noch viel deutlicher. "Durch welchen Fachausdruck", sagt von Behring, "können wir passender von jener Wirkung sprechen, die ein ähnliches Gift hervorruft, als durch Hahnemanns Wort Homöopathie?" Darum ist es für die Vertreter der Therapie nach dem Ähnlichkeitsgesetz Pflicht, zu erkennen, daß die Glaubwürdigkeit ihrer Heilmethode auf dem basiert, was sie selbst hervorbringt. Das ist einer der Hauptgründe dafür, daß ich diesen kleinen Beitrag zu einer außerordentlich großen und wichtigen Sache anbiete. Ich hoffe, daß auch andere Beobachter ihre Erfahrungen der Welt kundtun werden.

Aber es wäre ein sehr großer Fehler, sich einzubilden, daß die Nosoden die einzigen Medikamente seien, die bei der Heilung von Tumoren nützlich sein können. Bei Nosoden ist es genau wie bei anderen Mitteln aus der homöopathischen Materia Medica - sie haben ihre Indikationen, und sie werden ihre Wirkung entfalten, wenn diese Indikationen vorhanden sind.

Manchmal reichen sie für die Heilung eines Falles aus, aber häufiger benötigen sie die Hilfe und Mitwirkung anderer Mittel, wenn sich die Indikationen für diese einstellen. Ich habe keine fix und fertige "Heilmethode" in der Theorie anzubieten. Es ist eine Arbeit, die es verlangt, alle Möglichkeiten der Beobachtung auszuschöpfen. Die Wahl eines Mittels bei irgendeinem Fall ist, sozusagen, ein Werk der Kunst, und es kann nur vollbracht werden bei angemessener Anwendung der Möglichkeiten von Urteilsvermögen und Scharfblick.
Auf den folgenden Seiten sind Beispiele der heilenden Wirkung von Nosoden wie auch anderer Arten homöopathischer Mittel zu finden.

John H. Clarke

8 Bolton St., London, W., 4. Juli 1908.

Kapitel 1
Einführung

Es gibt nur wenige Homöotherapeuten mit einiger Erfahrung, die noch nicht miterlebt hätten, daß Tumoren unter arzneilicher Behandlung in ihrer Größe abgenommen hätten oder ganz und gar verschwunden wären, aber es gibt noch sehr wenige, die den Beschluß gefaßt haben, jeden Fall eines Tumors, der unter ihre Obhut kommt, mit Arznei zu behandeln. Und doch ist es, wenn Tumoren mit arzneilichen Mitteln heilbar sind, bei weitem der schönste und der wissenschaftliche Weg, sie zu behandeln. Weil die Homöopathen unendlich viel mehr dieser Art von Arbeit getan haben als die Praktiker der Schulmedizin, ist es meiner Meinung nach wichtig, daß jeder Homöotherapeut seine Erfahrungen schriftlich niederlegt, damit andere davon Hilfe und Weisung haben.

Es muß allerdings hinzugefügt werden, daß die Heilung von Tumoren durch Arznei nicht immer leicht ist. Das Vorgehen des Chirurgen, der den Knoten entfernt, ist weitaus schneller, und macht auf die Mehrheit erheblich mehr Eindruck. Ich möchte nicht den Versuch unternehmen, eine Linie zu ziehen, die den Aufgabenbereich des Chirurgen von dem des Arztes bei der Behandlung von Tumoren trennt. Diese Linie gibt es nicht, oder besser gesagt: es ist eine Linie, die jeder Arzt und jeder Chirurg für sich selber ziehen muß. Ich für meinen Teil will auf diesen Seiten nur zeigen, was von der Seite des Arztes schon getan worden ist, und - so weit es möglich ist - was noch getan werden kann, und wie es getan werden kann.

Es gibt keinen in jüngster Zeit, der mehr Fälle von Tumoren, Krebs eingeschlossen, geheilt hat als der verstorbene Dr. Compton Burnett, doch auch er wußte, wann er sich der Kunst des Chirurgen bedienen mußte, und zwar als eine Hilfe für die Arznei, nicht als ihr Meister.

Dr. Burnett vertrat die Meinung, daß in der Mehrheit der Tumor-Fälle die feineren Symptome, die man braucht, um darauf eine homöopathische Verschreibung zu gründen, oftmals fehlten. Deswegen war es notwendig, die Indikationen anderswo zu finden. Es gab zwei Quellen, von denen er seine tumor-heilenden Medikamente erhielt, und eine von ihnen war jene Gruppe von Mitteln, die als Organ-Mittel bekannt sind. Bei diesen Mitteln liegt die Ähnlichkeit hauptsächlich in der Lokalisation und in der Wir-

kungsrichtung. Die andere Quelle der heilenden Mittel fand er in den Nosoden, besonders den Krebsnosoden. Man könnte fast sagen, daß Burnett der Schöpfer dieser Mittelgruppe ist. Diese Mittel sind es, speziell von seinen Musterexemplaren hergestellt, die ich hauptsächlich in letzter Zeit bei meiner Arbeit benutzt habe.
Aber zusätzlich zu diesen Mitteln wurde durch den verstorbenen Dr. Robert Cooper eine dritte Quelle durch die Mittel, die er "Arborvital" nannte, erschlossen. Das sind Mittel, von denen viele seit alten Zeiten zur Materia Medica gehören, die er selber aus frischen Exemplaren aufbereitete und in Einzeldosen der Tinktur verabreichte. Sein Sohn, Dr. Le Hunte Cooper, führte das Werk seines Vaters mit auffallendem Erfolg weiter.
Die Entsprechung der Symptome genügt tatsächlich manchmal, um das passende Mittel zu entdecken, so daß wir vier Hilfsmittel zur Verfügung haben, um das Mittel für einen Fall zu finden:

1) die genaue Entsprechung der Symptome,
2) die Organ-Homöopathie,
3) die diathetische Homöopathie, die einschließt
   a) die Nosoden, besonders die Krebs-Nosoden,
   b) die konstitutionellen homöopathischen Mittel,
   c) besondere "Belastungs"-Mittel wie etwa Thuja in Fällen von Impfbelastung,
4) die "Arborvital"-Methode von Cooper.

Mit diesem sehr großen Spielraum für die Mittelwahl ist der homöopathische Arzt in einer weitaus besseren Position, um es mit Fällen dieser Art aufzunehmen, als sein allopathischer Bruder. Es gibt also keine Rechtfertigung für ihn, dem Chirurgen in dieser Sache das Vorrecht einzuräumen, doch kann er froh sein, daß er sich der Hilfe des Chirurgen bedienen kann, wenn es nötig wird.
Ich habe nun keineswegs die Absicht, irgendeinen Versuch zu unternehmen, exakt zwischen Tumoren verschiedener Art zu unterscheiden, auch nicht zwischen malignen und nicht-malignen. Die Natur ihrerseits hat auch keine feste und bindende Linie gezogen und hat für diese Sache auch keine Arzneimittel. Ich bin in der Lage, Beispiele anzuführen von Tumoren, die

unzweifelhaft harmlos waren, und durch Krebs-Nosoden geheilt wurden; andererseits kann ich Fälle anführen von unzweifelhaft bösartigem Wachstum, die durch vegetabile Mittel geheilt wurden.
Es gab einen sehr gedankenreichen Aufsatz von Herrn W. H. Clayton Green, F.R.C.S., der in der "Medical Press" vom 23. Mai 1906 veröffentlicht und ursprünglich für die Harveian Society geschrieben wurde, mit dem Titel: "Einfache Tumoren und ihre Verwandtschaft mit bösartiger Krankheit". Ich nehme mir die Freiheit, aus diesem Aufsatz einige Passagen zu zitieren. Herr Green sagt:
"Wir sind es schon lange gewöhnt, unsere neuen Wucherungen in zwei Klassen einzuteilen - eine einfache und eine bösartige - mit Hilfe einer hypothetischen Grenzlinie, aber wir sind bis jetzt nicht in der Lage, zufriedenstellend jene Faktoren zu bestimmen, die zur Überschreitung dieser nicht wahrnehmbaren Grenze führen und die einen Wechsel zur Bösartigkeit einleiten. Während der letzten paar Jahre standen die verschiedenen Formen bösartiger Krankheit im Mittelpunkt der experimentellen Forschung, und obwohl wir unzweifelhaft in bezug auf ihre Struktur und die Art und Weise des Wachstums viele wichtige Einzelheiten gelernt haben, sind wir immer noch im Dunklen darüber, was ihre Ursache ist. Während man nun seine ganze Aufmerksamkeit auf Tumoren, die unzweifelhaft bösartig sind, gelenkt hat, blieben jene Wucherungen, die man noch als gutartig einstuft, im Dunklen, und wir selbst, zufrieden mit Lehrbuch-Sprüchen, sind dazu übergegangen, sie als weniger wichtig anzusehen, obwohl sie doch in den meisten Fällen das Leben der unglücklichen Betroffenen in widriger Weise beeinflussen. Es ist irgendwie erstaunlich, daß diese Tatsache so wenig Beachtung gefunden hat, und wie wenig die Verwandtschaft zwischen gutartigen und bösartigen Formen von Wucherungen gewürdigt wurde. Am Ende einer Lehrbuch-Abhandlung kann man ein paar Zeilen finden, um darauf hinzuweisen, daß eine bösartige Entartung vorkommen könne, aber es wird keine Betonung auf die Tatsache gelegt, daß bei einer überraschend großen Zahl von Fällen, bei denen unzweifelhaft bösartige Erkrankung vorliegt, eine örtliche Tumorbildung vorausgegangen ist. Wie oft hören wir bei Fällen von Brustkrebs die Geschichte: "Oh, ich hatte einige Jahre lang eine kleine Schwellung, aber ich beachtete sie nicht weiter!" Von einer kurzen

Schätzung her - und zur Zeit kann ich mich nicht einer Erfahrung rühmen, die eines anderen Adjektivs wert wäre - möchte ich es wagen, drei Axiome in bezug auf gutartige Tumoren zu formulieren:
1) Jeder gutartige Tumor ist der Ausdruck einer Instabilität des Gewebes.
2) Jeder sogenannte gutartige Tumor ist potentiell bösartig.
3) Reizung ist ein wichtiger Faktor, nicht nur beim Hervorbringen vieler Formen gutartiger Neubildungen, sondern auch, um sie anzuregen, jene willkürlich gezogene Definitions-Linie zu überschreiten, die sie vom bösartigen Wachstum trennt."
Weiter schreibt er:
"Wenn wir uns der Pathologie gutartiger Tumoren zuwenden, stellen wir fest, daß sie eine Abweichung von den natürlichen Zuständen eines Körperteils durch Überaktivität gewisser Zellen darstellen, die in ihren Zellverband eindringen. Die gängige Definition gutartiger Tumoren sagt aus, daß sie langsam wachsen, nicht wiederkehren, wenn sie entfernt wurden, eine Hülle besitzen und nicht weiterwandern. Eine solche Definition ist unzulänglich, ungenau und in die Irre führend. Die Geschwindigkeit des Wachstums ist verschieden, sie kann sogar der von bösartiger Neubildung gleich sein; die Hülle kommt nur zufällig vor und hängt von der Lage des Tumors ab. Einige weisen sie gar nicht auf, während andererseits ein Sarkom oder gar ein Karzinom in ihren frühen Stadien solch eine Hülle besitzen können - klar genug bestimmbar, so daß selbst der härteste Kritiker zufrieden sein müßte. Sie kommen nicht wieder, wenn sie vollkommen entfernt wurden; dies gilt aber auch - wie wir hinzufügen können - für bösartige Tumoren, nur daß bei den letzteren die Hindernisse für eine vollständige Exstirpation fast unüberwindlich sind. Außerdem deutet die Tatsache, daß gewisse sogenannte gutartige Wucherungen von ihrer Lokalisation her lebensgefährlich sind - Papillome der Blase oder des Larynx - und daß viele von ihnen zu Ulzeration, Verschorfung und Zersetzung tendieren, kräftig darauf hin, daß wir unsere Vorstellungen und Definitionen in bezug auf diese Gruppe (von Tumoren) ändern sollten."
Ferner schreibt er:
"Gutartige Tumoren sind potentiell bösartig insofern, als sie - als Ausdruck einer Instabilität - einen Schwachpunkt im Körper aufzeigen, der

schnell von einem Wechsel zum Kanzerösen befallen werden könnte, und viele von ihnen tendieren schon vom frühesten Anfangsstadium zu diesem Ende. So wie sich eine Infektion jenen Teil des Körpers aussucht, wo die Widerstandskraft durch eine vorangegangene Schädigung oder Krankheit geschwächt ist, oder wo durch eine bestimmte Entwicklung oder einen anatomischen Grund jener Teil besonders exponiert oder anfällig ist, so sucht sich auch der Krebs für seine Anfänge jene Regionen des Körpers aus, wo sich eine Gewebsschwäche durch das Auftreten eines gutartigen Tumors ausdrückte, oder durch ungeordnetes Wachstum, das auf eine chronische Entzündung folgen kann. Wir können nicht stolz auf die Ergebnisse der Chirurgie sein, wie sie bei bösartiger Krankheit angewandt wird. Wenn diese Ergebnisse verbessert werden sollen, dann muß auf jene Zustände geachtet werden, die dem eigentlichen Krebs vorausgehen. Es kann als erwiesen angenommen werden, daß die Exstirpation kanzeröser Tumoren nicht die ideale Behandlung ist."

Wenn es also unmöglich ist - wie Mr. Green deutlich aufzeigt - , eine Linie zwischen malignen und nicht-malignen Wucherungen zu ziehen, dann ist es gleichfalls unmöglich, eine Linie zwischen malignen und nicht-malignen Arzneimitteln zu ziehen. Es ist deshalb wesentlich, daß unsere Indikationen gesucht und gefunden werden sollten in einigen Angaben, die sicherer sind als akademische Definitionen.

Mr. Clayton Green's Artikel zeigt nebenbei auch noch die Zwecklosigkeit des Suchens nach "Krebs-Mitteln" auf, d. h. Mittel, die alle Krebsfälle heilen sollen, aber solche Fälle, die nicht kanzerös sind, nicht berühren sollen. Wenn es unmöglich ist, Krebs zufriedenstellend zu definieren, oder zwischen kanzerösen und nicht-kanzerösen Wucherungen zu unterscheiden, dann ist es absurd zu erwarten, man könne spezifische Mittel für das Undefinierbare finden.

Jedes Tumorwachstum ist - in Mr. Green's Worten - ein Zeugnis der "Instabilität des Gewebes", und darum können alle Mittel, die auf die Gewebsbildung wirken, als Mittel für Krebs tätig sein. Das Problem liegt nur darin, das Mittel oder die Mittel zu finden, die für jeden Fall speziell angezeigt sind.

Obwohl es nun aber keine klar unterscheidende Grenze zwischen bösartigen und gutartigen Tumoren gibt, sind doch gewisse deutliche Merkmale

bei der Charakterisierung von Krebs vorhanden, die ziemlich genau ermittelt sind. Ich habe keinerlei Zweifel, daß Krebs in einem geringen Grad und auf einem sehr langsamen Weg ansteckend ist. Daß das ansteckende Prinzip in der Wucherung selbst und in der Absonderung aus der Wucherung liegt, wurde durch die Kraft der homöopathischen Nosoden, die daraus hergestellt sind, erhärtet; außerdem durch die Ansteckungsfähigkeit der Wucherung beim Patienten selbst, indem die Drüsen und die umgebenden Gewebe angesteckt werden; und durch den Experimental-Versuch, bei dem der Krebs von einem Lebewesen auf das andere derselben Spezies übertragen wurde, der Mensch eingeschlossen.
Andere Zeugnisse für die Übertragungsfähigkeit von Krebs sind: das Vorkommen bei verheirateten Paaren mit einer größeren Häufigkeit, als das Gesetz des Zufalls es erklären würde, und das Vorhandensein von "Krebs-Häusern".
Ein Beispiel dafür fiel mir vor einigen Jahren auf. Es ereignete sich in einem Londoner Palast, der einem bekannten Baron gehörte, der ihn auch bewohnte. Wenn die Familie außerhalb der Stadt lebte, wurde das Haus unter die Obhut eines Verwalters gegeben, einem alten Soldaten und seiner Frau. Dieser Mann wurde in dem Hause krank und starb an Magenkrebs. Nicht lange danach starb seine Frau (nicht in diesem Haus) an derselben Krankheit. Einige Jahre später wurde der Baron krank und starb nach zwei Jahren Krankheit an Krebs. Etwa ein Jahr danach starb auch seine Frau an derselben Krankheit, und der älteste Sohn, der nächste Baron, folgte seinen Eltern.
Aber Krebs ist eine komplexe Krankheit, und die Bildung des Tumors kann man als das letzte Kapitel einer ganzen Folge ansehen. Heredität spielt eine wichtige Rolle; Ansteckung spielt - vielleicht manchmal - keine so große Rolle; und andere Faktoren spielen manchmal eine äußerst wichtige Rolle, unabhängig von den anderen zwei, wie es scheint. Blutvergiftung aller Art kann der entscheidende Faktor für die Verursachung von Krebs sein. Ich habe erlebt, daß sich in zwei Fällen Krebs als offensichtliches Resultat von Blutvergiftung durch Abwässer an unhygienischen Orten im Ausland entwickelte. Bei dem einen handelte es sich um eine ältere Dame, die eine schwere Halsentzündung bekam, nicht diphtherisch, sondern von dem gewöhnlichen "drain-throat"-Typ. Als sie vom Ausland zurückkehrte, gingen zwar die akuten Symptome weg, aber sie war weit entfernt davon,

gesund zu sein, und es entwickelte sich eine bösartige Halserkrankung. Bei dem anderen Fall ging es um eine junge Dame mit einem großen Uterusmyom, aber sonst bei guter Gesundheit, die unhygienischen Verhältnissen in einem Hotel ausgesetzt war, als sie sich im Ausland aufhielt. Sie wurde unpäßlich auf eine undefinierbare Art und Weise und bemerkte bald danach Schmerzen in ihrer rechten Brust, wo sich ein Knoten gebildet hatte.

So viel ich weiß, war der verstorbene Dr. R. T. Cooper der erste, der auf diese Verbindung zwischen gewöhnlicher Blutvergiftung und Krebs hingewiesen hat; und er war es auch, der darauf bestand, daß Krebs eine Krankheit ist, die viel leichter durch Medikamente zu beeinflussen ist als viele andere weniger schreckliche Krankheiten. Der Grund dafür liegt darin, daß Krebs mehr als viele andere Krankheiten dazu neigt zu zerfallen, und so sind seine Bestandteile sozusagen leichter aufzulösen und offener für die Angriffe der "Phagozyten" - jener wirksamen Zellen, die krankhafte Elemente "fressen" und sie hinausbefördern in die üblichen Ausscheidungskanäle.

Bevor ich das Thema der Natur des Krebses verlasse, möchte ich noch die Tatsache in Erinnerung bringen, die von vielen Beobachtern festgestellt wurde, daß es bei den meisten Krebsfällen ein präkanzeröses Stadium gibt, das erkannt und geheilt werden kann, wenn sein Beginn rechtzeitig entdeckt wird.

Fälle von schwer zu behandelnden rheumatischen Schmerzen, von Verdauungsstörung, die auf keines der gewöhnlich angezeigten Mittel anspricht, chronische Kopfschmerzen und Neuralgie.

Ein Beispiel, bei dem Rheumatismus offensichtlich in Krebs überging durch eine schwere Dosis von Sodasalicylat, wird im Vorwort meines Buches über Rheumatismus gebracht:

Patienten, deren Eltern oder Verwandten an Krebs starben, haben oft Rheumatismus in der einen oder anderen Form. Wenn dieser Zustand auf die richtige Weise mit spezifischen Mitteln behandelt wurde, kann die Tendenz (zum Krebs) geheilt werden; wenn er aber nicht richtig behandelt wurde, dann besteht die Möglichkeit, daß sich früher oder später Krebs entwickelt. Ein eindeutiger Fall dieser Art wurde von mir beobachtet. Eine verheiratete Dame aus einer Familie mit Krebs-Vorgeschichte litt sehr stark an Rheumatismus. Bei einer bestimmten Gelegenheit siedelte sich der

Schmerz in der rechten Hüfte an, und der behandelnde Arzt, ein Allopath, verschrieb eine starke Dosis von Sodasalicylat, die beinahe augenblicklich den Schmerz wegnahm, und er kehrte auch niemals wieder. Aber bald darauf erschien etwas anderes in Gestalt eines Knotens am vorderen Rand der Axilla, der den großen Pectoralmuskel mit einbezog. Dies war Krebs. Der Rheumatismus im Falle dieser Dame war in Wirklichkeit das Tumor-Vorstadium von Krebs, und hätte als solches behandelt werden müssen. Die plötzliche Hemmung des rheumatischen Ausdrucks dieses konstitutionellen Zustandes veranlasste die Tumorbildung.

Ein in gewisser Weise ähnlicher Fall soll hier angeführt werden. Eine unverheiratete Dame litt jehrelang an geminderter Vitalität: kalte Hände und kalte, schweißige Füße, und irgendwie undefinierbare rheumatische Schmerzen in verschiedenen Teilen des Körpers. Zwischen anderen Symptomen gab es auch zeitweise tiefe Depression und eine Furcht, daß sie den Verstand verlieren werde. (Es soll erwähnt werden, daß ihr Vater Selbstmord beging.) Als sie in die Wechseljahre kam, erschien in der rechten Brust ein Knoten von Scirrhuskrebs; und als dieser erschien, besserten sich alle anderen Symptome.

So geschieht es nicht selten, daß bei der Bildung des Tumors die präkanzerösen Symptome verschwinden; und hierin liegt eine gewiße Rechtfertigung dafür, daß man Zuflucht bei der Chirurgie sucht. Ein kanzeröser Tumor ist eingelagerte Krankheit. Aber wenn die Tumormasse herausgeschnitten wurde, ohne einen Versuch zu machen, den konstitutionellen Zustand, der zur Tumorbildung geführt hatte, zu korrigieren, dann ist die Wahrscheinlichkeit eines Rückfalls sehr groß, und der Zustand wurde in Wirklichkeit verschlechtert statt verbessert.

Daß Krebs eine Krankheit ist, die leicht durch Arzneimittel geheilt wird, könnte ich leider nur als Behauptung aufstellen, aber daß sie leicht durch sie zu beeinflussen ist, ist höchst sicher. In einer großen Zahl von Fällen wurde sie wirklich geheilt; in vielen anderen wurde sie aufgehalten, wenn sie schon entwickelt war, oder verhindert, wenn die Mittel im Entwicklungsstadium genommen wurden. Es gibt viele Mittel, die sich als wirksam bei der Heilung des Krebses bewährt haben, und einige von ihnen werde ich noch in diesem Buch erwähnen. Aber zu allererst werde ich von der Wirkung der Nosoden sprechen.

In der alten Schule benutzte Dr. Colley aus den U.S.A. ein Fluid, das er aus Mikrobenkulturen erhielt, und Dr. Doyen aus Paris ging die Krankheit mittels einer Nosode oder Praeparation an, die er von Krankheitsprodukten herstellte. Sie haben beide einigen Erfolg gehabt. Die Krebsnosoden der Homöopathen sind hauptsächlich Scirrhinum, Carcinosinum, Durum, Mamillinum, Epitheliominum, Sarcominum. Die ersten vier sind Varianten derselben Nosode. Carcinosinum, Durum, Mamillinum sind Praeparationen von Dr. Burnett, und wurden von ihm so benannt.
Man darf sich nicht vorstellen, daß die Krebsnosoden Spezifika für die Heilung eines jeden Falles sind. Es gibt mehr Wege als nur einen, um Krebs zu heilen, aber es gibt nicht einen allein, der für alle Fälle geeignet wäre. Meiner Erfahrung nach stellen die Nosoden unter allen Mitteln die wichtigste Klasse dar, und ihr Gebrauch sollte bekannter sein, als es selbst unter Homöopathen der Fall ist.

Kapitel 2
Tumor-Fälle, die mit Arzneimitteln geheilt wurden

Bei den beiden Fällen, von denen ich nun berichten will, handelte es sich um nicht-maligne Tumoren bei Patienten mit einer kanzerösen Erbbelastung. Beide wurden geheilt mit Hilfe von Krebsnosoden, und erhärten daher in gewisser Weise die Behauptung, daß es eine enge Beziehung zwischen den krebsartigen und den nicht-malignen Wucherungen gibt.
Fall I: *Fett-Tumor*.
Mrs. G., 45 Jahre alt, war schon einige Monate in meiner Behandlung wegen einer Verstopfung, die unter Nux und Thuja sehr gebessert wurde, als sie mir einen großen Fett-Tumor an ihrer linken Seite zeigte, der unter der Haut die unteren fünf Rippen bedeckte. Das war am 3. Juli 1906. Obwohl als Kind recht zart, war Mrs. G. nun kräftig und führte ein sehr aktives Leben. Der dunkle Punkt in ihrer Familienvorgeschichte war die Tatsache, daß ihre Mutter an Brustkrebs gestorben war. Außerdem hatte sie ein schwaches Herz. Bei meiner Patientin, die fünf Kinder hatte, waren aber die Brüste und die Brustwarzen normal. Obwohl es keinen Zweifel an der Harmlosigkeit des Tumors geben konnte, verordnete ich ihr im Hinblick auf ihre Familienvorgeschichte Carcinosinum 100, einmal in zehn Tagen.

24. Juli: Tumor kleiner. Wiederholung der Verordnung.
16. August: Tumor viel kleiner, Wiederholung der Verordnung.
24. Oktober: Tumor nimmt weiter ab. Wiederholung der Verordnung. Die Besserung nahm stetig zu, bis der Knoten im April des folgenden Jahres so bedeutungslos war, daß die Patientin es ablehnte, sich weiter damit irgendwelche Mühe zu machen.

Fall II: *Zyste*.
Mr. T., ein jüngerer Bruder von Mrs. G., ein vornehmer Herr aus der Stadt, 34 Jahre alt, konsultierte mich am 18. Mai 1906 wegen einiger Symptome des Herzens. Außerdem zeigte er mir einen zystischen Tumor an der rechten Flanke, den er schon fünf oder sechs Jahre lang hatte. Er war zweimal

geimpft worden, das zweite Mal während der Schulzeit. Ich verschrieb zunächst Thuja 30, und am 15. Juni zeigte die Zyste Zeichen von Aktivität. Verordnung: Scirrhinum 100, einmal in zehn Tagen.
18. Juni: Zyste sondert gut ab.
22. Juni: Zyste brach in der letzten Nacht auf.
29. Juni: Zyste ist völlig geleert, Absonderung aus einer kleinen Wunde.
6. Juli: Heilung, nur eine winzige Narbe ist noch übrig.

Beim nächsten Fall handelt es sich um einen Tumor der Brust, der in einer verhältnismäßig kurzen Zeit durch eine Folge von Mitteln geheilt wurde.
Fall III: *Tumor der Brust.*
Im Mai 1894 erhielt ich einen Brief von einer Dame, die ich bisher nicht gekannt hatte, mit folgendem Inhalt: "Ich wäre Ihnen sehr dankbar, wenn Sie mich freundlicherweise wissen ließen, zu welchen Tagen und Stunden Sie in Ihrer Praxis Patienten empfangen, denn ich würde Sie gerne wegen eines Knotens in meiner Brust um Rat fragen." Meine Briefpartnerin machte klar, daß sie sehr daran interessiert sei, eine Operation zu vermeiden, wenn dies möglich wäre, wolle sich aber meiner Entscheidung in dieser Sache unterwerfen. Am 7. Mai suchte mich Miss D. auf. Sie näherte sich der Menopause. Ein Jahr lang hatte sie Schmerzen in der linken Brust gehabt, und zeitweise bemerkte sie einen Knoten in ihr. Ich fand einen Knoten von der Größe einer grünen Bohne in der Innenseite der Brustwarze vor. Die linke Achseldrüse war geschwollen. Sie empfand die Schmerzen im Inneren der Brust. Zuerst war der Schmerz in der linken Achsel gewesen. Es handelte sich wahrscheinlich um einen zystischen Tumor. Die Patientin war nie sehr kräftig gewesen. Vor acht Jahren wurden ihre Hämorrhoiden operativ entfernt, und das wurde drei Jahre später noch einmal wiederholt. Die Mutter der Patientin war schwächlich und starb, als die Patientin geboren wurde. Ihr Vater war gesund, außer seiner Gicht, und war 76-jährig zur Berichtszeit am Leben. Die Patientin wurde zwei- oder dreimal geimpft. Sie hatte guten Appetit. Sie litt unter Verstopfung und ihre Stühle waren hell. Ihr Schlaf war einigermaßen gut, aber sie brauchte lange, bis sie einschlafen konnte. Da ich die Patientin mehrere Wochen nicht sehen würde, gab ich ihr eine Serie von Mitteln mit. Jedes der nachfolgend aufgeführten sollte sie dreimal täglich eine Woche lang nehmen, und zwar in der numerierten Reihenfolge:

1) Conium 30, 2) Phytolacca 30, 3) Lycopodium 30, 4) Silicea 30.
20. Juni: Sie berichtete, daß sie sich sehr viel besser und kräftiger fühle. Der Darm arbeite besser und die Stühle hätten eine bessere Farbe. Der Knoten konnte immer noch gefühlt werden, aber er war beweglicher. Der Schmerz war verschwunden, und die Achseldrüse konnte kaum bemerkt werden. Es war ein großer konstitutioneller Umschlag zum Besseren festzustellen. Nun wurde eine neue Serie verschrieben, auf dieselbe Weise einzunehmen wie die vorige: 1) Conium 30, 2) Silicea 30, 3) Thuja 30, 4) Phytolacca 30.
19. Juli: Knoten in der Brust kleiner, kann kaum gefühlt werden. Die Achseldrüse kann nur unter Schwierigkeiten gefunden werden. Ansonsten sehr gut. "Sie hatte noch nie eine Medizin, die ihr so gut tat wie diese Pulver." Wiederholung des Rezepts.
Das war das letzte, was ich von dieser Patientin hörte, bis zum Herbst 1907, also 13 Jahre später. Da schrieb sie mir wegen eines Freundes. Der Nachsatz dieses Briefes ist das Wichtigste: "Vielleicht erinnern Sie sich noch meines Namens. Ich kam zu Ihnen wegen eines Knotens, der unter Ihrer Behandlung völlig verschwand".

Mein nächster Fall ist ein weiteres Beispiel eines Tumors der Brust.
Fall IV: *Gestielte Warze der Brustwarze.*
Am 12. Februar 1899 konsultierte mich Mrs. B., die im achten Monat ihrer ersten Schwangerschaft war, wegen eines Tumors in ihrer linken Brust. Vor ihrer Schwangerschaft hatte sie eine kleine Warze an der Außenseite ihrer linken Brustwarze. Während ihrer Schwangerschaft entwickelte sich diese zu enormer Größe, und als ich sie in Augenschein nahm, war es eine große, gestielte, pilzförmige Warze, die zeitweilig anschwoll wie eine Blase und wieder zusammenfiel. Das war eine ziemlich beunruhigende Sachlage angesichts der kommenden Geburt und der Stillfähigkeit, und ich war durchaus nicht sicher, daß die Heilung zur rechten Zeit bewerkstelligt werden könne. Ich verschrieb Thuja 30, alle vier Stunden, und eine Tinktur von Thuja Ø. Am 2. März fiel der Tumor ab, und die Heilung war komplett. Das Auftragen der Tinktur verursachte viele Schmerzen, und eines Tages traute sie sich gar nicht mehr, sie aufzutragen. Die Geburt fand am 29. März statt, und die Patientin hatte nicht die geringsten Schwierigkeiten mit ihren Brüsten.

Nun werde ich zwei weitere Fälle, die mit Thuja behandelt und geheilt wurden, berichten.

Fall V: *Tumor der rechten Brust bei einem Mann.*

Im Jahre 1889 wurde ich von Mr. A., 38-jährig, wegen eines Knotens, oder - besser gesagt - zwei Knoten in der rechten Brust konsultiert, die aussah wie die eines Mädchens, das in die Pubertät kommt, während die linke ganz flach und normal war. Es fand sich ein harter, nicht deutlich abzugrenzender Knoten an der rechten Seite der Warze, und ein kleinerer an ihrer linken Seite; sie waren aber frei beweglich, und der größere war etwas weicher und gereizt durch den Druck der Hosenträger. Beide Tumoren waren schon achtzehn Monate vorhanden und entstanden zu einer Zeit voller Angst und Sorge, als seine Frau an Schwindsucht starb. Seine Großmutter väterlicherseits und zwei Tanten waren an Krebs gestorben. Er war zweimal geimpft worden, aber die zweite war nicht "angegangen". Als kleiner Junge waren seine Hände voll von Warzen. Mit acht Jahren hatte er Gürtelrose. Am 15. August erhielt er Thuja 10.000 (F.C.)

21. Oktober: Wenn überhaupt, Tumoren etwas kleiner. Thuja 10.000 in Abständen weiter.

4. Februar 1890: Die Tumoren können nur noch mit Mühe gefühlt werden. Keine Schmerzen. Das Mittel wurde wiederholt, und als ich ihn einige Zeit später wieder sah, war der Patient bei voller Gesundheit.

Fall VI: *Tumoren beider Brüste.*

Eine Dame, die sehr oft geimpft worden war, entwickelte im Klimakterium Verhärtungen in beiden Brüsten, besonders in der rechten. Die Menses wurden von starken neuralgischen Schmerzen begleitet. Sie erhielt Thuja in der 1.000., 10.000. und 100.000. Potenz (F.C.). Die letztere rief pectanginöse Anfälle von solcher Intensität hervor, daß ich sie nicht wiederholte. Die Verhärtungen verschwanden, aber im Verlauf der Heilung kam auf ihren Brüsten mehr als einmal ein Ausschlag heraus, der genau den Pocken entsprach.

Fall VII: *Krebs (?) des Uterus, der Ischias vortäuschte.*

Im August 1888 erhielt ich die Zuschrift einer Dame, die auf dem Lande wohnte. Sie bat mich um etwas gegen ihren "Ischias", und ich sandte ihr eine Lieferung von Colocynthis zu. Kurz darauf kam ein Brief, in dem sie um mehr von dieser Medizin bat, weil ihre Schmerzen durch sie viel besser geworden waren. Danach hörte ich nichts mehr von ihr bis zum folgenden Dezember, als ich mit Erstaunen erfuhr, daß sie an "Uteruskrebs in einem fortgeschrittenen Stadium" leide. Für die Diagnose bin ich nicht verantwortlich, weil ich die Patientin damals nicht sah, und Monate später, als ich sie sah, führte ich keine Untersuchung durch. Aber ich habe wenig Grund, an ihrer Richtigkeit zu zweifeln. Die Diagnose war von einem Schulmediziner gestellt worden, der einer der fähigsten Praktiker in seinem Bezirk war. Außerdem entsprach sie den Symptomen. Sie war von ihm dahingehend unterrichtet worden, daß sie wahrscheinlich nicht mehr als vier Monate zu leben habe. Als ich diese traurige Nachricht erfuhr, dachte ich, daß es vielleicht noch nicht zu spät für Hilfe sei, und so schrieb ich ihr und bat sie, mir so genau wie möglich alles, was sie fühlte und durchmachte, also alle ihre Symptome, zu schildern. Und hier kann man sehen, welche großen Vorteile die Homöopathie hat.

Die Diagnose des schulmedizinischen Arztes gab mir nichts in die Hand, womit ich hätte arbeiten können, aber die Patientin - ohne daß ich sie gesehen hatte - konnte mir den Schlüssel für die Situation verschaffen. Die Patientin, so möchte ich sagen, war eine Dame von 73 Jahren, beleibt, von kurzer Statur, blaß und von sehr schlaffer Faser. Das Folgende ist das, was sie mir von sich erzählte: Vor drei oder vier Monaten, nach einem Anfall "rheumatischer" Schmerzen, der schlimmer war als die üblichen, bemerkte sie blaß-rote Flecken in ihrer Unterwäsche. Zunächst machte ihr das keine großen Sorgen, aber der Schmerz und der Ausfluß nahmen zu, und da suchte sie schließlich Rat bei einem Arzt, weil sie fürchtete, es könne etwas Ernstes sein - mit dem Ergebnis der oben geschilderten Diagnose. Den Schmerz beschrieb sie als einen "dumpfen, schweren, herunterdrückenden, toten Schmerz, am inneren Teil der oberen rechten Hüfte beginnend und sich bis zum Knie erstreckend". Manchmal war er so schlimm, daß sie sich ganz krank und ohnmächtig fühlte. Der Ausfluß nahm zu, wurde dunkel, und hatte den Geruch von verfaulendem Gewebe. Die letztere Einzelheit wurde mir durch ihre Schwester berichtet. Große Schwäche und Zittern begleiteten den Ausfluß; der Urin war manchmal beinahe wie Blut und wies ein sandiges Sediment auf. Der Schmerz von der Hüfte zum Knie auf der

rechten Seite war das führende Charakteristikum dieses Falles. Die Beschreibung entspricht nicht genau dem Verlauf des Ischiasnervs, und weil ich, als sie mich das erste Mal deswegen konsultierte, keine genaue Beschreibung des "Ischias" bekam, kann ich nicht sicher sein, daß dies derselbe Schmerz war wie der oben beschriebene, aber ich bin der Meinung, daß er es war. Auf jeden Fall war er so ähnlich, daß man einen Laien entschuldigen kann, wenn er ihn mit Ischias verwechselt. Aber das Nachfolgende ist nun der interessanteste Teil des Falles dieser Dame. Allein geleitet durch die Symptome, die sie nannte, entschied ich mich für Kalium carb. als ihr ähnlichstes Mittel, da ja der Schmerz von der Hüfte zum Knie eines seiner charakteristischen Symptome ist, besonders auf der rechten Seite. Ich sandte ihr ein paar Pulver dieser Arznei in sehr hoher Potenz zu, und das Ergebnis übertraf weit meine Erwartungen. Nicht nur der Schmerz verschwand allmählich unter Einzelgaben dieses Mittels, sondern auch der Ausfluß hörte auf, und der Urin wurde normal, so daß sie nach ein paar Monaten praktisch keine Symptome mehr hatte. Kleine Rückfälle wurden schnell durch eine Wiederholung von Kalium carb. beseitigt. Als ich sie im darauffolgenden Herbst sah, war sie völlig frei von Beschwerden, und das blieb den Rest ihres Lebens so. Sie lebte danach noch über zehn Jahre.
Dieser Fall veranschaulicht schön, wie die Homöopathie, wenn man sich von den Symptomen führen läßt, in den tatsächlichen Zustand des Patienten tief eingreift und ihn heilt - und das ist ein großer Unterschied zum "Behandeln von Symptomen", wenn man z. B. Opiate gibt, um Schmerzen zu lindern.

Kapitel 3
Chirurgie und Arzneimittel bei der Behandlung von Tumoren

In diesem Kapitel befasse ich mich nicht so sehr mit dem Thema Arzneimittel *gegen* Chirurgie, sondern mehr mit dem Thema Arzneimittel *und* Chirurgie. Wie die Dinge liegen, gibt es keinen Grund, warum zwischen beiden ein Gegensatz bestehen sollte. Von jedem Standpunkt aus ist es höchst wünschenswert, daß die heilende Kraft von Arzneimitteln anerkannt und nutzbar gemacht wird. Auch in der Schulmedizin beginnt man, dies zu begreifen, besonders bei jenen, die irgendwie fortschrittlich im Denken sind. Bei Homöopathen aber ist es in höchsten Maße zwingend, daß die arzneiliche Behandlung von Anfang bis Ende in derartigen Fällen nutzbar gemacht werden sollte. Im Lichte unserer gegenwärtigen Kenntnisse halte ich es für absolut unentschuldbar, wenn ein homöopathischer Chirurg die arzneiliche Behandlung unterläßt, und zwar vom ersten Augenblick an, wenn er einen Fall zu Gesicht bekommt, also noch vor der Operation; und es ist noch viel unentschuldbarer, wenn er einen Patienten nach der Operation einfach auf die Straße setzt, um ihn auf das warten zu lassen, was kommt. Ich leugne nicht, daß eine Operation dem Organismus einen günstigen Anstoß geben kann und ihn so sehr "aufrütteln" kann, daß er den Tumor absorbiert, aber darauf kann man sich in keiner Weise verlassen. Und weil der Homöopath kräftige Mittel in seiner Hand hat, die in der Lage sind, konstitutionelle Veranlagungen und Tendenzen auszurotten, halte ich es für unentschuldbar, wenn er diese mißachtet und nach der Operation einen Patienten entläßt, ohne ihn über die Gefahren, die drohen, und die Maßnahmen, die ergriffen werden müßten, um sie abzuwenden, aufzuklären. Die Patienten verstehen schnell, wenn man ihnen die Situation erklärt, und sie unterwerfen sich gern einer längeren Behandlung. Zwei Jahre sind eine durchschnittliche Zeit, die ein Chirurg einem Patienten an Lebenserwartung gibt, wenn bei ihm einmal Krebs festgestellt wurde, und kein Patient wird der Meinung sein, daß es zu viel sei, ihn zu bitten, diese zwei Jahre darauf zu verwenden, eine konstitutionelle Behandlung zu unternehmen, um die Veranlagung auszurotten.

Diese lange Zeit muß gar nicht nötig sein, und wahrscheinlich wird sie gar nicht nötig sein, wenn das Wachstum nicht durch die Chirurgie beeinträchtigt worden wäre. In einem solchen Falle kann das Verschwinden des Wachstums unter dem Einfluß von Arzneien als befriedigendes Zeugnis dafür angesehen werden, daß die Tendenz (zum Wachstum) beseitigt worden ist, und bei solchem Ergebnis braucht die Behandlung nicht so in die Länge gezogen zu werden. Aber in jedem Falle muß man sich Zeit nehmen, und es gibt nur wenige Patienten, die sie nicht bewilligen würden, wenn die Sachlage ihnen erklärt wird. Von seiten des Chirurgen sollte es eine Bedingung "sine qua non" sein, wenn er die Verantwortung für den Fall übernehmen soll, daß diese Bedingungen bewilligt werden.
Der Fall, den ich nun berichten will, ist der eines intestinalen Tumors bei einer jungen Dame, die von einem der Chirurgen des Charing Cross Hospitals operiert worden war.

Fall VIII: *Intestinaler Krebs.*
Miss X., 22 Jahre alt, kam am 19. April 1906 zu mir mit der Vorgeschichte, daß sie vor kurzer Zeit an einem Krebs operiert worden war. Zwölf Monate vorher ging es ihr schon gesundheitlich schlecht, sie litt an Rückenschmerzen, Kopfschmerzen und "Verdauungsstörungen".
Sie war von ziemlich kleinem Wuchs, hatte dunkle, von Natur aus rote Wangen, die aber nun blaß waren. Sie klagte, daß sie sich sehr schwach fühle und ihre Beine kaum bewegen könne. Die Kopfschmerzen waren frontal und occipital. Zunge sauber; Appetit gut; der Darm immer verstopft; sie muß Pillen nehmen, um Stuhlgang zu haben; die Menses spärlich; Schlaf gut. Die Füße waren ziemlch kalt. Puls 120.
Ich fand eine große, vertikale Narbe vor, ungefähr zwei Inches rechts vom Nabel, die die Örtlichkeit eines Tumors überquerte, der sich an beiden Seiten ausdehnte und ungefähr die Größe einer Orange hatte. Nachdem man den Einschnitt gemacht hatte, stellte sich heraus, daß der Tumor bösartig war und so eingewachsen, daß nicht eingegriffen werden konnte, und so konnte man nichts anderes tun, als die Wunde wieder zu schließen.
Nach der Operation mußte sie sich einer Behandlung mit Röntgenstrahlen unterziehen, aber die Besuche beim Elektriker erwiesen sich als so erschöpfend, daß man nicht weiter darauf bestand.

Die Familienvorgeschichte war gut. Die Patientin hatte die üblichen Kinderkrankheiten gehabt und war zweimal geimpft worden; die letzte hatte drei Jahre, bevor ich sie sah, stattgefunden.

Ich wurde gefragt, ob ich der Meinung sei, daß es da irgendeine Möglichkeit gab, ihr zu helfen. Ich sagte, es gäbe eine sehr deutliche Möglichkeit, und nahm den Fall in die Hand. Als erstes verordnete ich eine Einzeldosis von Ornithogalum umbel. Ø und sagte der Patientin, daß sie drei Wochen lang keine andere Medizin nehmen dürfe, und am Ende dieser Zeit solle sie kommen und mich konsultieren.

10. Mai: Viel besser. Tumor kleiner. Der Stuhlgang klappt viel besser; in den letzten zehn Tagen brauchte sie überhaupt keine Abführmittel zu nehmen, obwohl sie sonst von ihnen völlig abhängig war.

Die gebesserte Funktion des Darms nach einer einzigen Dosis eines Mittels, das auf diese Weise gegeben wurde, ist ein sehr gutes Zeichen dafür, daß eine heilende und ausleitende Wirkung eingesetzt hat. Es wurde nun eine zweite Dosis desselben Mittels gegeben.

31. Mai: Sie fühlt sich besser und viel kräftiger. Appetit viel besser als er jemals war - sie konnte nie ein Frühstück genießen, wie sie es jetzt kann. Nahm in einer Woche ein Pfund an Gewicht zu. Stuhlgang in Ordnung. Tumor gleichgeblieben.

Eine Woche lang hatte sie eine schlimme Erkältung. Der Hals ist ein wenig rot. Beim Herkommen war sie schrecklich schwindelig. Sie hatte Schmerzen über den ganzen Bauch.

Mittelwiederholung.

21. Juni: Hatte einen Anfall von Influenza, mit Schmerzen überall, schrecklichen Kopfschmerzen und Nasenkatarrh. Hatte scharfe, plötzliche Schmerzen in der Herzspitze. Puls 120. Tumor kleiner; der Druck über ihm erzeugt Übelkeit. Die Dumpfheit bei der Perkussion ist nun ganz auf der äußeren Seite der Narbe. Stuhlgang täglich. Hat Schmerzen im Rektum nach Stuhlgang.

Verordnung: Thuja 30, einmal in zehn Tagen.

14. Juli: Hat die Influenza überwunden. Keine Herzschmerzen mehr. Puls 96. Tumor kleiner, und nicht sehr empfindlich. Stuhlgang gut, manchmal mit viel Schmerzen. Menstruation ist da, ziemlich spät. Schmerzen in den Beinen; schlimm beim Gehen.

Verordnung: Ornithogalum Ø, eine Dosis.
2. August: Besser. Knoten kleiner; keine Empfindlichkeit. Hatte ziemlich schlimme Kopfschmerzen in Stirn und Augen.
Verordnung: Carcinosinum 100, einmal in zehn Tagen.
16.August: Besser. Kein Schwindel. Kopfschmerz besser.
Verordnung: Ornithogalum Ø, eine Dosis, gefolgt von Carcinosinum 100, einmal in zehn Tagen.
27. September: Sehr viel besser. War in Margate, wo sich Verstopfung einstellte. Das blieb bis heute so. Kein Schwindel.
Verordnung: Ornithogalum Ø, einmal in vierzehn Tagen.
24. Oktober: Hatte in der letzten Woche ziemlich viel Kopfschmerzen im rechten Auge und in der rechten Kopfseite, danach ging es auf die andere Seite über. Sie stellen sich nach Aufstehen ein. Sie ist nur schwindelig, wenn die Kopfschmerzen vorhanden sind. Hatte eine Woche lang eine Erkältung. War ziemlich verstopft während der Woche. Der Tumor ist sehr undeutlich. Sie fühlt ein wenig Unbehagen in ihm. Hat nagenden Schmerz in der Lende. Ermüdet schnell, wenn sie geht; es verursacht Wehtun in der Darmbeinregion.
Verordnung: Thuja 30, einmal in zehn Tagen.
November: Besser, aber die Verstopfung ist beschwerlich. Tumor kann nicht deutlich gefühlt werden.
Verordnung: Ornithogalum Ø, eine Dosis.
13. Dezember: Immer noch verstopft. Nicht mehr so müde wie vorher.
Verordnung: Lycopodium 100, einmal in zehn Tagen.
8. Januar 1907: War übermüdet, weil sie eine Schwester, die krank war, zu pflegen hatte. Viel Rückenschmerzen. Verstopft. Vom Tumor kann kaum etwas gefühlt werden, aber bei tiefem Druck gibt es etwas Empfindlichkeit.
Verordnung: Variolinum 100, einmal in zehn Tagen.
3. Februar: Sie fühlt sich sehr gut, abgesehen von einer Erkältung. Ist viel kräftiger und kann besser gehen. In der Nacht zum 1. Februar hatte sie das Gefühl, als ob sich etwas durch die Bauchwand zwänge. Bei der Untersuchung stellt ich eine gewisse Empfindlichkeit um die Narbe herum fest, und in der Mitte der Narbe einen Knoten von der Größe einer Wallnuß.
Verordnung: Thuja Ø, gtt ij, eine Einzeldosis.
26. Februar: Insgesamt besser. Hatte hin und wieder brennende und ste-

chende Schmerzen, aber kein Gefühl von Hindurchzwängen.
Verordnung: Ornithogalum Ø, einmal in zehn Tagen.
21. März: Sehr gut. Hatte keine Schmerzen. Knoten kleiner.
Verordnung: Ornithogalum Ø, einmal die Woche.
Nun wurde mir eine Frage von einiger Wichtigkeit gestellt. Bevor sie krank wurde, hatte sich die Patientin verlobt und wollte heiraten. Die Krankheit und die Operation und die Enthüllung, die die Operation machte, hatte natürlich allem Anschein nach die Frage nach der Heirat überflüssig gemacht. Aber die stetige Besserung unter der Behandlung ließ alte Hoffnungen wieder aufleben, und ich wurde nun gefragt, ob ich der Meinung sei, daß es richtig oder klug sei, diese Möglichkeit noch einmal in Erwägung zu ziehen. Ich stimmt dem voll zu, und nun wurde ich gefragt, ob ich der Meinung sei, daß es für die beiden möglich wäre, einen Termin festzusetzen, wobei der kommende Juni als die günstigste Zeit genannt wurde. Auch dem stimmte ich voll zu, und im Juni fand die Hochzeit statt. Auf der Hochzeitsreise unternahm die Dame einmal eine Wanderung von fünfzehn Meilen, die sie zwar ein bißchen ermüdete, aber die doch auf jeden Fall zeigte, daß eine ziemlich vollständige Erholung ihrer physischen Kräfte stattgefunden hatte. Sie hat nun ihren Wohnsitz in den Midlands, aber ich höre öfters von ihr, und sie gibt mir ihre Berichte persönlich, wenn sie in die Stadt kommt.
Dieser Fall ist von erheblicher Wichtigkeit. Er zeigt, was Arzneien im Angesicht von Krankheit noch tun können, wenn die Chirurgie ihre Ohnmacht bekennen mußte. Er bestätigt auf das Deutlichste die Beobachtungen des verstorbenen Dr. Cooper in bezug auf die Macht der einzelnen Dosis und auf die große Kraft von Ornithogalum als ein Medikament in Fällen von Krebs des Darmtraktes. Denn es war Ornithogalum, das im kritischen Moment den Ausschlag gab.
Diese Patientin geriet nach der ersten Dosis von Ornithogalum niemals wirklich ins Schwanken, und das trotz des schweren Anfalls von Influenza - dieses schrecklichen Störenfrieds bei so vielen hoffnungsvollen Fällen von Krebs-Heilung. Alle, die schon viele solcher Fälle zu behandeln hatten, mußten diese Erfahrung machen. Ein Organismus, der unter der arzneilichen Hilfe tapfer reagierte und bei Doktor und Patient große Hoffnung auf Heilung aufkommen ließ, wird durch die Influenza schlimm vergiftet. Die

Vitalität wird gemindert, das Gleichgewicht ist zerstört. Krebs und Influenza ist ein doppelter Feind, dem der schon stark strapazierte Organismus nicht länger Widerstand leisten kann. In diesem Falle war jedoch glücklicherweise genug Vitalität vorhanden, um den Kampf mit beiden aufzunehmen.

Ich bin nicht gewillt anzudeuten, was in diesem Falle der Ursprung der bösartigen Erkrankung gewesen sein könnte, aber es muß daran erinnert werden, daß es ja schon eine Zeit von beeinträchtigter Gesundheit gegeben hat, und zwar bereits zwölf Monate vor dem Erscheinen des Tumors. Das war Karzinose im prätumoralen Stadium. Ich behaupte nicht, daß in diesem Fall das Karzinom eine andere Form der Vaccinose war, aber die Impfschädigung war als Grundzug vorhanden. Das war der Grund, warum ich eine Serie von Thuja dazwischenschob, als der offensichtlich gute Fortschritt Zeichen von Stillstand zeigte. Thuja antidotierte das Impf-Element und erlaubte dem tiefer heilenden Mittel wieder wirken zu können. Bei einer anderen Gelegenheit gab ich Variolinum. Die spezielle Anzeige dafür war der starke Rückenschmerz, aber die Impf-Schädigung war in diesem Fall die hauptsächliche Anzeige, und wieder brachte Thuja das erfolgreich in Ordnung.

Den nächsten Fall, den ich zu berichten habe, möchte ich - zu einem bestimmten Zweck - als Gegensatz bringen. Der verstorbene Dr. Cooper nahm mich einmal mit, um einen Fall von Magenkrebs bei einem jungen Mann, den er behandelte, zu sehen. Der Patient hatte sich einer Operation unterzogen, aber der Tumor konnte nicht entfernt werden. Der Patient war offensichtlich auf dem Wege der Besserung, als er plötzlich kollabierte und starb. Dr. Cooper sagte dazu, daß er damals zum ersten Mal gehört habe, daß eine Umgehungsoperation vorgenommen worden sei, und er gab dann seiner Überzeugung Ausdruck, daß jeder Eingriff in das Lumen des Darmtrakts, obwohl er zunächst Linderung und sogar Verlängerung des Lebens für eine Zeit verschaffen könne, für eine dauerhafte Heilung tödlich sei. Der angefügte Fall ist ein überzeugender Kommentar zu diesem Axiom.

Fall IX: *Sarkom des Dünndarms.*

Leutnant H., von der indischen Armee, 27 Jahre alt, wurde 1907 vorzeitig als Invalide nach Hause entlassen wegen einer angenommenen Appendizitis. Es war ihm bis zum November 1906 sehr gut gegangen. Er hatte eine prächtige Familienvorgeschichte. Er war zweimal geimpft worden, das letzte Mal 1903, und die Impfung war "angegangen". Im Jahre 1900 hatte man ihn gegen Typhus geimpft. Am 21. April 1907 war er von Mr. Watson Cheyne operiert worden, der einen sarkomatösen Tumor vorfand, der nicht entfernt werden konnte. Mr. Cheyne nahm eine Enterostomie vor, indem er einen neuen Weg für den Kot anlegte, und linderte dadurch den Zustand, der das Leben des Patienten ernsthaft bedrohte. Der Arzt, der mit Mr. Cheyne den Fall betreute, gab mir am 2. Oktober 1907 freundlicherweise folgende Details: "Mr. H. kam mit einem abdominalen Tumor aus Indien zurück, den Mr. Watson Cheyne operierte. Es scheint sich um ein Sarkom zu handeln, das ausgehend von der Dünndarmwand wächst, verbunden mit einer starken Drüseninfektion. Es wurde eine Verbindung zwischen dem Dünndarm und Colon transversum angelegt. Diese hat ganz gut gearbeitet, und es gab nur wenig gastro-intestinale Störungen. Er hat eine geringe Flatulenz, und gelegentlich geht eine kleine Menge Blut durch das Rektum ab. Der Tumor verändert sich, ist aber erheblich größer als am Anfang. Er bekam Injektionen von Coley's Fluid mxv zweimal wöchentlich, und dies hat deutlich das Fortschreiten des Wachstums verzögert. Dennoch wurde er mehr und mehr kachektisch, ganz besonders während der letzten Wochen." Als ich zum ersten Mal von dem Patienten hörte, lebte er in Richmond und befand sich unter der Obhut von dort ansässigen Ärzten. Weil diese dem Vater des Patienten gesagt hatten, daß es keine Hoffnung mehr für ihn gäbe, sprach er bei mir vor, um zu fragen, ob ich der Meinung sei, daß die Homöopathie da irgendetwas ausrichten könne. Ich antwortete, daß ich dächte, dies sei durchaus möglich, daß ich aber den Patienten sehen möchte. Schließlich wurde er nach London gebracht und meiner Obhut unterstellt. Als ich Mr. H. zum ersten Mal sah, erschrak ich zutiefst. Ich hatte nicht erwartet, die Dinge so weit fortgeschritten vorzufinden.

Er war fürchterlich abgemagert und kachektisch, wie schon in dem oben erwähnten Brief beschrieben. Aber ich nahm ihn trotzdem in Behandlung, und unter Ornithogalum Ø in Einzeldosen und später Natrium cacodylicum in 1/4 gr. Dosen, dreimal täglich, konnte er seinen Zustand halten. Dann kam ein Anfall von Indischem Fieber, das mit Ipecac. 30 erfolgreich behandelt wurde. Ehe er unter meine Betreuung kam, hatte er unter dem

Einfluß von Tinct. opii gestanden, und ich unterband dies nicht ganz und gar, aber es genügten schon sehr kleine Dosen, um Schmerz zu lindern, wenn er vorhanden war. Am 8. Oktober wurde festgestellt, daß er sehr starke Schmerzen im Körper hatte, und es wurde eine Dosis Ornithogalum gegeben.

15. Oktober: Er fühlt sich täglich schwächer. Heute hat er, nach einem zweistündigen Schlaf, heftige Schmerzen. Er konnte überhaupt kein Essen zu sich nehmen. Es setzte Diarrhoe ein, und er verlor viel Blut. In dieser Woche sehr depressiv. Verordnung: Radium bromatum 6, jeweils 4 globuli in Milchzucker, davon 24 Päckchen, alle 4 Stunden eins zu nehmen.

17. Oktober: Hatte heute morgen etwas Bluten beim Stuhlgang, aber nicht viel. Der Schmerz ist nicht ganz so akut. Wiederholung.

21. Oktober: Kein Bluten mehr.

Dieser Patient starb vor Kurzem - über fünf Monate, nachdem ich ihn in meine Behandlung nahm. Er entwickelte eine Intoleranz gegen das Cacodylat, und auf den Wunsch seiner Freunde hin und mit meiner Zustimmung wurde er auf Veilchenblatt-Behandlung, innerlich und äußerlich, gesetzt, aber es entwickelte sich eine sehr schwere Diarrhoe, die nur mit großer Mühe beherrscht werden konnte. Tatsächlich konnte sie bis zum Ende nie völlig beherrscht werden. Entweder mit dem Stuhl oder getrennt von ihm hatte er Abgang von Eiter, manchmal mit Klumpen. Am 10. Januar waren die Schmerzen besonders stark, und Klumpen gingen mit dem Eiter ab. Er erhielt Radium bromatum 6 als Einzeldosis. Danach hatte er weniger Schmerzen und keinen Klumpenabgang. Im Februar hatte er weiterhin unbeherrschbare Diarrhoe. Ich ließ dem Radium Rhus ven. D 3 folgen, alle zwei Stunden, und zum ersten Mal nach vielen Wochen hörte die Diarrhoe auf, indem sich eine sich ergänzende Wirkung von seiten des Rhus ven. und des Radiums zeigte, wie ich gedacht hatte. Die Besserung erwies sich unglücklicherweise nur als zeitweilig, und das Unvermeidliche geschah. Aber es muß doch deutlich betont werden, daß die Schmerzen, die er zu ertragen hatte,während der fünf Monate unter homöopathischer Behandlung nichts waren im Vergleich zu dem, was er vorher zu erleiden hatte.

Dieser Fall erfordert unsere Aufmerksamkeit in Verbindung mit einer Notiz, die ich in der Juni-Ausgabe des Jahres 1907 im "Homoeopathic Recorder" las, mit folgendem Inhalt: "Dr. Pixley aus Pittsfield, Massachusetts, sagt, daß Radium D 6, trit., eine kräftige Wirkung auf Krebs, besonders auf blutenden Krebs, hat; es trocknet ihn aus und erleichtert die Schmerzen".

Ich denke, dies ist sehr vielversprechend, und die stabile Heilung von Nasenbluten mit diesem Mittel bei einer anderen Patientin von mir, einer jungen Dame mit einer Krebs-Vorgeschichte in der Familie, gibt dieser Sache weiteres Gewicht.

Nun erhebt sich eine Frage in bezug auf diesen Fall: Warum erkrankte Mr. H. an Krebs? Ich kann nicht die geringste Spur von Heredität in seinem Falle ausfindig machen. Wie ich schon früher zum Ausdruck brachte, habe ich bei mehreren Gelegenheiten erlebt, daß Krebs nach einer gewöhnlichen Blutvergiftung sich entwickelte (zum Beispiel von Faulschlammgas). Gab es irgendetwas dieser Art bei diesem Fall? Das einzige, was ich entdecken konnte, war die Typhus-Impfung. Ich äußere dies nur als Annahme, und ob es nun so war oder nicht, es war hauptsächlich der Einfluß des Typhus-Giftes, daß die Krankheit angreifen konnte.

Mein nächster Fall ist ebenfalls einer, bei dem bereits eine Operation vorgenommen worden war. Wie bei dem ersten, so waren auch bei diesem Fall die Bedingungen so, daß man nicht eingreifen konnte, nachdem eine genaue Untersuchung erfolgt war. In bezug auf die Lage und die Verwachsungen des Tumors ist das Ergebnis nicht so deutlich, wie es wünschenswert wäre, aber der Chirurg brachte seine Überzeugung sehr entschieden zum Ausdruck, daß es sich um Malignität handele und wahrscheinlich ein schnelles Ende bevorstehe. Die Geschichte dieses Falles ist sehr ungewöhlich.

Fall X: *Eingeweidetumor; Brustzyste.*

Miss D., 55 Jahre alt, dunkel, beleibt, von großer Gestalt, konsultierte mich am 17. Mai 1904. Sie war von einem allseits bekannten Chirurgen, Mr. ---, im vorhergehenden November operiert worden, wovon eine längliche Narbe über der Gegend der Gallenblase Zeugnis gab. Die Operation diente praktisch nur der Untersuchung. Sie war in der Annahme vorgenommen worden, daß vielleicht Gallensteine vorhanden seien, aber das war - wie sich herausstellte - nicht der Fall. Der Chirurg fand viele Verwachsungen vor, die die Gallenblase umwucherten, und einen Tumor am Colon transversum, den er als "unzweifelhaft bösartigen Krebs" bezeichnete, und gab der Patientin noch eineinhalb Jahre Lebenszeit. Dieses Urteil modifizierte er später etwas. Die Operationsschwester sah "einen Tumor am Colon direkt unter dem Magen". Das war alles an Information, was ich über die krankhaften anatomischen Gegebenheiten in Erfahrung bringen konnte. Die Patientin stammt aus einer Familie voller Gicht. Sie war dreimal geimpft worden, das letzte Mal zehn Jahre, bevor ich sie sah, und sie brauchte eine lange Zeit, um sich davon zu erholen. Im Alter von vier Jahren begannen ihre Beschwerden mit einer Neuralgie im linken Auge. Sie trat in Anfällen auf, die zehn Tage und Nächte dauerten. Bei den Schmerzattacken drehte sich das Auge in der Höhle, und das Augenlid fiel herab. Die Ptosis dauerte sechs Wochen und ging dann weg, auch das Auge wurde wieder gerade. Um 11 Uhr waren die Anfälle schmerzhafter. Als sie 18 Jahre alt war, versuchte es Adolph Weber mit der Elektrizität, und dann gab er ihr Mercur und Jod, was ihre Kräfte unterminierte. Während der Anfälle mußte man immer zu Morphium-Injektionen Zuflucht nehmen. Mit 28 Jahren fiel sie einmal schlimm hin. Mit 35 Jahren hatte sie eine heftige Entzündung der Leberkapsel, woher die Verwachsungen stammen. Als sie ungefähr 40 Jahre alt war, kam sie unter die Obhut von Dr. Burnett, und Dr. Burnett vollbrachte eines seiner Wunder. Er war der einzige der unzähligen Ärzte, der etwas gegen die Neuralgie tun konnte. Zu dieser Zeit hatte sie gewöhnlich "schreckliche Reizung" im Abdomen: ein innerliches Jucken, das um 5 Uhr morgens sich einstellte. Dr. Burnett brachte mit Hilfe von Thuja und anderen Mitteln die Reizung auf die Haut und hielt sie zwei Jahre lang dort an der Peripherie. Während dieser ganzen Zeit war sie von Ekzem übersät, mit dem Erfolg, daß sie in jeder anderen Hinsicht immens gebessert war. Von der Neuralgie spürte sie nichts mehr, aber das linke Auge wurde dauerhaft nach außen weggedreht und konnte zum scharfen Sehen nicht gebraucht werden, obwohl die Ptosis verschwunden war. Die Menses hörten im Alter von 45 Jahren auf. Bis dahin hatte sie, seit dem Fall mit 28 Jahren, schreckliche innere Schmerzen nach jeder Periode.

Drei oder vier Jahre vor der Übernahme des Falles durch mich war sie gesundheitlich zusammengebrochen. Vor der Operation hatte sie Neuralgie über der rechten Augenbraue, die jeden Morgen von 0.30 Uhr oder 1.30

Uhr bis 5.00 Uhr sich einstellte. Deswegen war sie auf eine Mastdiät gesetzt worden; danach bekam sie einen weiteren Anfall von Neuralgie im linken Auge - den ersten seit vierzehn Jahren. Seit der Operation hatte sie heftige Neuralgie im rechten Auge.

Dreimal in ihrem Leben hatte sie eine Blasenentzündung gehabt. Seit Jahren schon litt sie an Schlaflosigkeit, gegen die sie Schlafmittel verschiedener Art nehmen mußte. Die schlimmste Zeit dieser Schlaflosigkeit war acht Jahre, bevor ich sie sah. Nun war die Schlaflosigkeit im allgemeinen besser, wenn die Neuralgie schlechter war. Zeitweise hatte sie Ekzeme auf der Nase und im Gesicht. Um 11.00 Uhr litt sie unter Hitzewallungen.

Ich fand das Abdomen vergrößert, schlaff und sehr fett vor. Die Milz war vergrößert, und sie hatte ein paar geschwollene Drüsen in der Leistengegend. In der Gegend der Gallenblase war zeitweilig ein Knoten deutlich wahrnehmbar, aber das vorhandene Fett machte eine tiefe Palpation schwierig.

Meine erste Verschreibung lautete: Thuja 30, einmal in ungefähr zehn Tagen. In den darauf folgenden vierzehn Tagen zeigt sich eine Verbesserung der Neuralgie. Danach war sie besser. Unter Lueticum 200 erschien eine schorfige Eruption um die Ohren, aus der eine Absonderung floß. Aurum sulf. 3, acht Körnchen beim Schlafengehen, besserte die allgemeine Gesundheit und die Kraft erheblich, aber die Neuralgie und die Schlaflosigkeit blieben.

14. Oktober 1904: In der unteren Gegend der rechten Brust wurde ein kleiner Knoten bemerkt. Es schien eine Talgzyste zu sein. Die Patientin wird fetter. Verordnung: Carcinosinum 100, einmal in zehn Tagen beim Schlafengehen. Sanguinaria canad. 30 beim Schlafengehen in den dazwischen liegenden Nächten.

11. November 1905: Die Neuralgie über dem rechten Auge ist besser. Sie hatte die Empfindung eines Bolzens, der vom Hinterkopf zur Stirn ging. Die Schlaflosigkeit ist nicht ganz so schlimm. Sie ist sehr verstopft. Schwere rechtsseitige Ischiasschmerzen.

Nun wurden Nux vom. 3 am Morgen und Sulfur 30 beim Schlafengehen verordnet. Dann folgten Urtica ur. Ø morgens und Lueticum 10000 beim Schlafengehen, und dann in Folge: Medorrhinum 200, Sulfur 30, Jodum 30 und Thuja 30.

10. Januar 1906: Die Zyste der linken Bust hatte Eiter abgesondert. Sie heilte aus und verschwand bald darauf völlig.
Am 26. April setzte ich sie unter Carcinosinum, aber sie klagte so bitterlich über seine Wirkungen, daß ich es absetzen mußte. "Jedes Pulver schien mich total umzuwerfen, indem es solche Blähungen hervorrief, daß ich alle anderthalb Stunden zum Klosett laufen mußte, als könnte ich keinen Moment mehr warten, mit dem einzigen Erfolg, daß nur Blähungen abgingen."
Gegen Ende des Jahres 1906 traten ominöse Symptome in der Gegend der Operation auf - also etwa drei Jahre, nachdem die Operation vorgenommen worden war. Am 2.Oktober hatte sie scharfe Schmerzen in der rechten Darmbeingegend nach Überanstrengung. Am 18. Dezember klagte sie über Lebersymptome, Übelkeit, Verstopfung mit wenigen, harten Stühlen. Viel Schmerzen im Sacrum. Fühlt sich gänzlich krank. Ich fand im rechten Hypochondrium und rechts von der Narbe einen Knoten in der Gallenblasengegend. Verordnung: Ornithogalum Ø, einmal in fünfzehn Tagen.
16. Januar 1906 (es muß wohl 1907 heißen!): Sie hat die Übelkeit verloren. Das ist die einzige Veränderung. Verordnung: Cholesterinum D 5, gr. viii, abends und morgens. In diesem Zeitraum gerieten die Dinge in einen etwas kritischen Zustand, wie der folgende Brief ihrer Schwester zeigt, aber das Cholesterinum stoppte den Abwärtstrend.
25. Januar 1906 (muß wohl 1907 heißen!): "Ich komme gerade von einem kurzen Besuch bei Miss D--- in--- zurück. Gewiß werden Sie froh sein zu hören, daß Ihre letzte Medizin für abends und morgens sie entschieden beeinflußt und von ihren Leberschmerzen befreit hat. Sie blieb bis 19.00 Uhr im Bett und kam dann bis 22,00 Uhr herunter. Aber: ihr Gesicht in den letzten vier Stunden des Tages anzusehen ist wirklich erschreckend - abgemagert, schwarz und weiß gestreift, mit ausgetrockneten, glanzlosen Augen. Hin und wieder Neuralgie in kurzen Attacken zu jeder Zeit. Sie scheint ein wenig besser schlafen zu können, und im Bett sieht sie tatsächlich vergleichsweise gut aus. Die Verdauung ist im Ganzen besser, es ist keine Übelkeit vorhanden. Ich würde alles für einen Hoffnungsstrahl geben, daß das Leben noch ein bißchen verlängert werden könnte. Sie ist sich ihrer Krankheit bewußt, aber sie quält sie wenig."
12. Februar 1907: Der eigene Bericht der Patienten an diesem Datum ist

ein schönes Beispiel der Wirkung von Cholesterinum und verdient, hier gänzlich wiedergegeben zu werden: "Zweifellos innerlich besser. Ich habe die Schwere in der rechten Seite beim Stehen verloren, aber den Schmerz noch nicht ganz. Die Rückenschmerzen sind seit den letzten vierzehn Tagen fast weg, manchmal ganz. Jegliche Übelkeit nach dem Essen hat aufgehört. Fühle mich insgesamt besser. Die Haut hat ihre gelbe und braune Färbung verloren. Die Stühle haben eine gute Farbe, aber sie sind sehr dünn und bandartig. Schlaflosigkeit und Neuralgie schlimmer denn je!" Diese letzte Bemerkung verdeutlicht, was die Patientin meinte, wenn sie sagte, sie sei "inwendig" gebessert - die äußeren Leiden waren von der Besserung nicht betroffen. Ich untersuchte das Rektum, konnte aber dort nichts finden, das einen Grund für die bandartigen Stühle oder den Sacrum-Schmerz abgeben konnte. Später entwickelte sie Schmerzen in der rechten Nierengegend, und Berberis 200 leistete gute Dienste. Im Juni 1907 waren alle Spuren des Tumors verschwunden, und die Patientin ging ihren üblichen Beschäftigungen nach, obwohl sie immer noch von Neuralgie und schlechtem Schlaf geplagt wurde. Was auch immer ursprünglich das Wesen der Beschwerde gewesen sein mag, diese Patientin ist jetzt jedenfalls frei von bösartiger Krankheit, und die Gefahr, die der Chirurg vorausgesagt hatte, ist gebannt.

Der nächste Fall, den ich zu berichten habe, zeigt einen starken Anteil der Impfung in seiner Aetiologie. Bei der Impfung wird ein lebender Erreger in den Blutkreislauf gebracht und infiziert den ganzen Organismus. Das ist immer eine ernste Sache, aber es wird noch viel ernster, wenn das zu einer Zeit geschieht, in der der Organismus in einem Zustand verminderter Widerstandsfähigkeit ist, beispielsweise wenn eine Frau gerade ihre monatliche Periode hat. Was immer man über die möglichen Vorteile, die auf eine Impfung zurückgeführt werden, denken mag, ich halte es für unentschuldbar, zu irgendeiner Zeit eine Impfung vorzunehmen. Ein anderer weiterer führender Faktor in diesem Fall war ein stark gichtischer Grundzug.

Fall XI: *Tumor der Brust; Tumor des Darms, usw.; Impffolge.*

Diese Patientin war eine Dame von 35 Jahren, sie hatte eine ausgeprägt gichtische Familienvorgeschichte, und litt unter häufigen Anfällen von Neuralgie und zeitweilig an herpetiformen Eruptionen. Sie war Mutter von sieben Kindern, von denen das letzte gerade vier Monate alt war, als sie zu mir zur Konsultation kam.

Das Allerwichtigste bei der Vorgeschichte aus jüngster Zeit war bei diesem Fall der Bezug zu den Impfungen. Die Patientin war mehrmals geimpft worden, und die beiden letzten "gingen nicht an". Aber das bedeutet nicht, daß sie ihr nicht schadeten. Die letzte Impfung war am Bein vorgenommen worden, kurz unter dem Knie, *während die monatliche Periode im Gange war* - gegen ihr Ende zu. Das war die letzte Periode, bevor die Empfängnis stattfand. Wie ich schon sagte, ging die Impfung offensichtlich nicht an - es gab keine Entzündung - aber (etwas, was sie kaum je erwartete) es entwickelte sich eine schwere Erkältung im Kopf mit reichlichem, dicken, zähen Schleim. Sie fühlte sich sehr flau, und die Erkältung war so auffällig und unüblich, daß sie ihre Bekannten zu Bemerkungen anregte.

Nach der Geburt des Knaben bemerkte man, daß die linke Brust größer als die rechte war, obwohl sie vorher die kleinere von beiden war. Aber obwohl sie jetzt größer als die rechte war, hatte sie weniger Milch in sich. Später - im Januar - bemerkte die Pflegeschwester den Knoten. Ich fand die Warzen beider Brüste normal vor. In der linken Brust, im inneren und oberen Bereich, befand sich ein Tumor von der Größe einer Haselnuß. Im Hinblick auf die Impf-Vorgeschichte verschrieb ich ihr Thuja 30, einmal in ungefähr zehn Tagen.

Einen Monat später erfuhr ich, daß es der Patientin sehr viel besser gehe. Der Appetit war sehr gut - "tatsächlich zu gut" - und die Patientin war weniger verstopft als vorher. Ich wiederholte das Mittel und hörte drei Monate lang nichts mehr von ihr. Dann gab ich ihr Carcinosinum 100, und unter diesem Mittel verringerte sich die Größe des Tumors, obwohl sie stark unter Neuralgie litt und die Erkältung sehr fühlte. Ich wechselte nun Carcinosinum 100 gegen Tuberkulinum Koch 100 aus. Zwei Monate später hatte ich die Möglichkeit, die Patientin zu sehen (die im Westen Englands wohnte), und da erzählte sie mir, daß die Medikamente jeden Schmerz aus der Brust genommen hätten. Ich fand die Brust flach und ausgelaugt vor, und den Knoten vorstehend und sichtbarer, aber nicht nennenswert vergrößert. Nun wurde Condurango 1 verschrieben, und ich sah die Patientin über ein Jahr lang nicht wieder. Innerhalb dieser Zeit entwickelte sich eine Krankheit des Dickdarms, und nach einem vergeblichen Versuch, eine

linksseitige Colotomie vorzunehmen, wurde das Colon ascendens geöffnet und dadurch der Patientin Erleichterung verschafft.
Die Patientin kam nun wieder in die Stadt, und ich wurde um eine Konsultation gebeten. Sie war viel schwächer geworden, und ihre behandelnden Ärzte stellten keine Hoffnung auf Gesundung in Aussicht. Ich fand den Brusttumor größer vor, eine Narbe in der rechten Darmbeingegend und eine Öffnung in der linken Seite des Abdomens. Im linken Hypochondrium konnte man einen harten Knoten fühlen, und in beiden Leisten hatte sie verhärtete Drüsen, aber in den Achselhöhlen keine.
Unter Thuja erholte sich die Patientin wieder in erstaunlicher Weise. Sie fuhr wieder nach Hause, denn sie wollte ihre Kinder bei ihrer Heimkehr aus der Schule empfangen. Sie war all ihren Pflichten gewachsen und nahm sogar vier Pfund an Gewicht zu. Aber sie überbeanspruchte ihre Kräfte. Sie war gebeten worden, Preise in einer Dorfschule zu verteilen, und sie lief die ganze Entfernung zu Fuß hin und zurück - über eine Meile von ihrem Haus. Von dieser unüberlegten Anstrengung erholte sie sich nicht mehr richtig, obwohl sie mehrere erstaunliche Besserungen erfuhr. Sie war anfällig für heftige Schmerzattacken in der linken Seite, in der Gegend der Milz (die vergrößert war), und dafür brachte Ceanothus D 3 sofortige Besserung. Später brachte Natrium muriaticum 30 deutliche Hilfe, aber die Krankheit gewann weiter an Boden, Auftreibung und Wassersucht setzten ein, welche durch Punktieren erleichtert wurde, und ebenso machte ein Londoner Chirurg den Versuch, weitere Erleichterung durch Entfernung eines Teils der Wucherung zu verschaffen, aber dies schob das Ende nicht hinaus.
Aus meiner Sicht war die Impfung der entscheidende Faktor bei diesem Fall, der ebenfalls Dr. Coopers These veranschaulicht, daß ein Eingriff in das Lumen des Darmtrakts einer möglichen Heilung entgegenwirkt. Immer wieder beherrschten die Mittel die Heftigkeit der Krankheit, wenn auch nur zeitlich begrenzt. Vor der Unüberlegtheit der Überanstrengung hatte ich noch Hoffnung auf eine Erholung der Patientin. Daß sie überhaupt in der Lage war, diesen Marsch zu unternehmen, zeigte klar und deutlich, wieviel Boden schon gewonnen war, und weil ich nie auf den Gedanken gekommen wäre, daß sie so etwas zu unternehmen versuchen würde, dachte ich auch nicht daran, sie davor zu warnen. Man kann in kritischen Fällen dieser Art

nicht bestimmt genug in seinen Anweisungen sein. Die Erholung hängt sozusagen an einem dünnen Faden, und die kleinste Überanstrengung kann schon alles entscheiden.

Kapitel 4
Arzneimittel und Chirurgie bei Tumoren der Brust

Im letzten Kapitel zeigte ich Beispiele maligner Krankheit auf, die den Darmtrakt betraf, und bei denen jedesmal chirurgische Eingriffe unternommen worden waren. Bei den beiden Fällen, in denen nicht in das Lumen des Darmtrakts eingegriffen wurde, waren die Arzneimittel in der Lage, eine Heilung zu bewirken. Bei den beiden Beispielen, in denen der Darm geöffnet wurde, folgte - obwohl die Behandlung in jedem Fall deutliche Besserung brachte - trotzdem ein tödlicher Ausgang.
Ich will nun zwei Fälle von Brustkrebs berichten, bei denen die Brust bereits entfernt wurde, bevor ich die Patientin sah. Bei beiden gab es ein Rezidiv der Krankheit - in einem Fall auf derselben Seite, im anderen auf der gegenüberliegenden - und in beiden Fällen waren die Arzneimittel in der Lage, die Situation erfolgreich zu meistern.
Es gab zwischen beiden Fällen viele Parallelen. Beide Patientinnen waren dem Klimakterium nahe. Beide hatten viele Neuralgien und Verdauungsstörungen, eine hatte eine hartnäckige Verstopfung. Beide hatten eine Familienvorgeschichte von Tuberkulose, eine eine dubiose Krebsvorgeschichte. Beide hatten Schwierigkeiten in der oberen Extremität auf der operierten Seite während der Behandlung, und bei beiden kehrten alte Symptome zurück.
Ich will nun die Fälle darlegen. Beim ersten war ein kurioses Symptom vorhanden: Kälte auf der rechten Seite des Körpers. Ich sah dies als ein Zeichen für geminderte Vitalität auf der operierten Seite an. Viele Mittel haben das Symptom "Kälte eines Teils des Körpers", und unter ihnen Thuja, obwohl die Kälte von Thuja am charakteristischsten auf der linken Seite ist. Aber in diesem Falle besserte Thuja dieses Symptom in auffälliger Weise, so daß man die rechtsseitige Kälte zur Symptomatologie von Thuja hinzufügen muß.
Fall XII: *Krebs der rechten Brust, drei Operationen; Rezidiv.*
Mrs. T-----, 41 Jahre alt, groß, hager, blaue Augen, ziemlich dunkler Teint, konsultierte mich am 21. Dezember 1906. Sie hatte einen Sohn, 10 Jahre

alt, dessen Geburt sehr schwierig gewesen war, mit Steißlage. Zweieinhalb Jahre bevor ich sie sah, war ein erbsengroßer Knoten in der rechten Brust erschienen. Er wuchs, und ihr Arzt am Orte, ein Allopath, erklärte ihn für eine einfache Zyste, die er im Januar 1906 entfernte. Bald darauf erschien ein weiterer Knoten, und wieder wurde der Patientin versichert, daß es sich um ein ganz harmloses Gewächs handele, und derselbe Arzt nahm im März dieses Jahres eine zweite Operation vor. Mitte Juli erschien ein drittes Gewächs, rot und blau, und es sah aus, als wollte es aufbrechen. Diesmal sagte ihr medizinischer Ratgeber, nichts könne ihn veranlassen, erneut zu operieren, und sie müsse zu einem Spezialisten gehen. Er überwies sie zu Mr. D-----, der erklärte, es handele sich um eine Zyste "mit kanzerösem Wachstum". Er riet ihr, sich in ein Krankenhaus zu begeben und die ganze Brust abnehmen zu lassen. Dies wurde im Juli 1906 vorgenommen. Kurz bevor sie zu mir kam, erschien ein weiterer Knoten, und sie wurde aufgefordert, zu demselben Spezialisten zu gehen und ihn entfernen zu lassen. Dieses Mal aber gedachte sie, sich ihren eigenen Spezialisten auszusuchen und kam auf Anraten eines Freundes zu mir. Sie hatte die Operationen satt bekommen, und wenn sie nicht ohne geheilt werden konnte, zog sie es vor, dennoch dieses Risiko einzugehen.
Ich fand eine verzweigte Narbe vor, die das Gebiet der rechten Brust bedeckte, wovon sich ein Ast in die Achsel erstreckte. Der neue Knoten befand sich nahe am Ende dieses Ausläufers, aber unter ihm und nicht zu ihm gehörig. Die linke Brust war ziemlich knotig, die Warze war flach, und in der Achsel war eine Drüse. Bevor der Knoten erschien, litt die Patientin jahrelang unter Magenbeschwerden, und als der Knoten sich bildete, wurden die Magenbeschwerden besser. Die Beschwerden bestanden aus Schmerzen in der Milzregion, die gebessert wurden, wenn sie viel Luft aufstoßen konnte. Ansonsten hatte sie ihr ganzes Leben eine gute Gesundheit gehabt. Vor mehreren Jahren hatte sie zweimal eine Influenza gehabt. Ihr Vater war mit 89 Jahren noch am Leben. Ihre Mutter stammte aus einer tuberkulösen Familie und starb an einer Krankheit, von der man annahm, daß es Darmkrebs gewesen sei. Brüder und Schwestern waren gesund.
Sie war zweimal geimpft worden, das letzte Mal gerade vor fünf Jahren. Die Impfung "ging an", und sie bekam einen sehr schlimmen Arm - den linken. Ihre Stimmung pflegte gut zu sein, bevor die Beschwerden auftra-

ten. Seit sieben oder acht Jahren hat sie Neigung zu Neuralgie im Scheitel und Hinterkopf; sie wird besser durch Einhüllen des Kopfes und schlechter durch Erschütterung. Sie hatte eine Warze auf der Zunge gehabt, die nach Bestreichen mit Ätzmittel verschwand. Seit der ersten Operation wacht sie morgens um 5 Uhr mit Schmerzen in der rechten Schulter und Hals auf. Immer ist ihr auf der rechten Seite des Körpers kalt. Die Menstruation ist regelmäßig; manchmal starke Leukorrhoe. Zunge sauber. Appetit sehr gut. Puls 96. Mag gern Salz. Mag nicht viel essen, und vermeidet Schweinefleisch und Milch. Verordnung: Thuja 30, etwa einmal in zehn Tagen.
14. Januar 1907: Nicht so kalt auf der rechten Seite. Fühlte sich sehr gut. Verlor den Schmerz in der rechten Schulter. Knoten etwa gleich; empfindlich bei Berührung. Verordnung: Scirrhinum 100, auf dieselbe Weise.
8. Februar: Hatte in der letzten Woche eine Erkältung im Kopf und auf der Brust. Ansonsten geht es ihr ganz gut. In den letzten Tagen viel Kopfschmerz in der Stirn und im Hinterkopf. Knoten etwa gleich; kein Schmerz in ihm. In der rechten Achsel ist eine kleine Drüse zu fühlen. Verordnung: Silicea 100, einmal pro Woche.
8. März: Der Husten ist weg. Hatte Schmerzen im rechten Arm. Dieser scheint im musculo-spiralen Nerv zu sitzen. Der Knoten ist etwas kleiner geworden. Linke Brust ziemlich knotig. Ausstrahlende Schmerzen in den Knochen der Schulter. Zunge sieht ziemlich dünn aus. Wiederholung der Verordnung.
19. April: Der Schmerz im Arm wird schlechter. Er wurde besser im wärmeren Wetter. Im kalten Wetter begann er zu schwellen. Auf der hinteren Zunge befindet sich ein kleiner roter Fleck. Der Kopf war besser. Knoten kleiner und locker. Linke Brust sehr knotig. Verordnung: Carcinosinum 100, einmal in zehn Tagen.
21. Mai: Schwellung des Arms nach unten gezogen. Keine Schmerzen. Fühlte sich sehr gut. Knoten kleiner. Bekam eine zweite Warze auf der Zunge. Sie blieb drei Wochen und verschwand dann. Sie hat das Gefühl, als hätte sie ein Stückchen Haut hinten im Hals. Ich fand die Tonsillen etwas gestaut und weißlich vor. Wiederholung der Verordnung.
12. Juli: Sie fühlte sich wohl. Schwellung des rechten Arms ging weg, aber der rechte Zeigefinger ist noch geschwollen und schmerzhaft. Knoten gleich. Verordnung: Natrium cacodyl. 1/4 gr., dreimal täglich eine Tablette

unmittelbar nach den Mahlzeiten.
16. August: Fühlt sich sehr gut. Schwellung des Fingers fast ganz weg. Ich denke, die Wucherung ist kleiner. Wiederholung der Verordnung.
30. September: Keine Schmerzen. Fühlt sich immer müde. Schwitzt leicht. Die Schwellung des Fingers ist ganz weg. Wiederholung der Verordnung.
15. November: Fühlt sich in sich besser. Vor drei Wochen bildete sich neben dem ursprünglichen Knoten ein roter Fleck. Empfindlicher unter dem rechten Arm. Ich war etwas aus der Fassung gebracht durch das Erscheinen eines zweiten Knotens an einer Stelle, die der Mittellinie näher lag als der erste. Ich verschrieb nun Phytolacca D3, dreimal täglich fünf Tropfen, zusammen mit Scirrhinum 100, einmal in zehn Tagen, beim Schlafengehen. Außerdem verschrieb ich eine Einreibung von Scrophularia nodosa in die Achsel, morgens und abends. Dies ist eine Maßnahme, die ich oft mit Vorteil von dem verstorbenen Dr. Cooper übernahm, und die häufig von seinem Sohn bestätigt wurde. Von diesem Datum an wurden keine weiteren Änderungen in der Behandlung mehr vorgenommen bis zur Vollendung der Heilung.
13. Dezember: Knoten kleiner, kein Schmerz in ihm. Kein Rheumatismus im Arm. Keine Frostigkeit auf der rechten Seite in diesem Winter. Wiederholung der Verordnung.
18. Januar 1908: Der Knoten scheint kleiner zu sein. Herpes auf den Lippen. Zunge ziemlich dünn. Wiederholung der Verordnung.
2. März: Knoten beinahe weg. Der Magenschmerz auf der linken Seite ist zurückgekommen. Wiederholung der Verordnung.
23. März: Eine Menstruation ist ausgefallen. So war es schon einmal vor drei Jahren. Wiederholung der Verordnung.
25. Mai: Es ging ihr sehr viel besser. Alles, was von dem Knoten übriggeblieben ist, ist ein kleiner Pickel mit Inhalt. Als die Patientin zwei Monate später wieder vorsprach, war der Knoten total verschwunden, und die Patientin war von ihrer Diathese geheilt. Es ist eine erstaunliche Besserung ihrer allgemeinen Gesundheit und in ihrem Aussehen festzustellen.

Fall XIII: *Krebs der rechten Brust; Entfernung; Rezidiv in der linken Brust.*
Der nächste Fall, von dem ich berichten muß, dient ebenfalls als Beispiel für die Wirkung der Krebsnosoden und anderer homöopathischer Mittel im

postoperativen Stadium. Der Patientin, die im September 1901 zu mir kam, war im Juli des vorhergehenden Jahres die rechte Brust entfernt worden. Ich werde die Einzelheiten des Falles gleich darstellen, aber ich möchte im Voraus zum Ausdruck bringen, daß er eine Anzahl der Hauptmerkmale der Krebsdiathese beispielhaft verdeutlicht. An ihnen kann man auch sehen, wie genau sie mit einigen führenden Merkmalen von Hahnemanns Psora übereinstimmen. Besonders war das sinkende Gefühl zwischen 10 und 11 Uhr vormittags vorhanden; hartnäckige Verstopfung; entzündete Mundwinkel; Nervosität; Neuralgien und rheumatische Symptome.
Ebenfalls kann man sehen, wie die Antipsorica mit den Krebsnosoden zusammenwirken, und wie sie sie ergänzen und verträglich mit ihnen sind. Ganz besonders möchte ich die Aufmerksamkeit lenken auf die complementäre Verwandtschaft von Natrium muriaticum mit den Krebsnosoden und den Nosoden überhaupt.
Nun will ich die Einzelheiten des Falles darlegen. Obwohl die Behandlung sehr viel Zeit benötigte, denke ich doch, daß meine medizinisch gebildeten Leser es vorziehen werden, daß jeder einzelne Schritt berichtet wird, als nur einen gekürzten Report zu erhalten.
Mrs. B., 49 Jahre alt, konsultierte mich am 11. September 1901. Zwei Jahre vorher wurde ihre Brust durch einen Hund verletzt, der sie ansprang.
Beinahe ein Jahr später (am 21. Mai 1902) hörte ich von einem weiteren Stück möglicher Ätiologie in diesem Fall, das ich besser jetzt schon erwähne. Eine Woche vor jenem Datum wurde der rechte Daumen der Patientin sehr schmerzhaft. Beim Eindringen in die Vorgeschichte dieser Sache erfuhr ich, daß die Patientin zwei Jahre, bevor die Brust schlimm wurde, einen eiternden Daumen gehabt hatte. Das begann bald nach dem Tod eines ihrer Söhne, der mit 18 Jahren an Tuberkulose starb. Der Daumen wurde mit einer Lanzette geöffnet, und viel "ekelhaftes Zeug" kam heraus. Aber der Daumen blieb weiterhin sehr schmerzhaft, bis zur Entfernung der Brust. Von da an war er schmerzfrei bis zu dem erwähnten Datum. Ich verweise darauf als auf einen möglichen "blutvergiftenden" Faktor bei der Verursachung des Krebses in diesem Fall. Die Blutvergiftung kann als der bestimmende Faktor gewirkt haben. Dies geschah im Herbst 1898. An Weihnachten 1899 bemerkte die Patientin zuerst, daß etwas mit der Brust nicht stimmte. Im Juli 1900 wurde sie entfernt. Zwei Jahre lang war die

Patientin nicht mehr gesund, bevor der Tumor entdeckt wurde: sehr nervös, es wurde ihr kalt und schwach, dann heiß, sie neigte zu Schwindel. Diese Symptome wurden ein paar Monate, bevor der Tumor entdeckt wurde, deutlicher.

Die Patientin, die von mittlerer Größe war, dunkel, ziemlich gerötet, hatte öfters Hinterkopfschmerzen, aber seit der Operation war sie freier von ihnen. Ebenso hatte sie oft Neuralgien im Gesicht, die sie nachts wach hielten. Die Mundecken waren wund. Das war vor der Operation der Fall, und kehrte kürzlich wieder. Appetit schlecht. Unverträglichkeit von Eiern. Als sie jünger war, hatte sie oft Magenbeschwerden. Kein Appetit auf Frühstück. Abneigung gegen Rindfleisch und Hammelfleisch. Salz widerstrebt ihr, gerne mag sie Schinken und Essig. Sie hatte ein Herabsinken im Epigastrium zwischen 10 Uhr und 11 Uhr vormittags, und nach Tee. Sie hatte viel Blähungsabgang. Die Bauchorgane waren normal. Sie war verstopft, und das war schon immer so; gewohnheitsmäßig nahm sie jeden zweiten Abend Lakritzenpulver. Sie hatte drei Kinder geboren, die nun 19, 20 und 23 Jahre alt sind. Die Menstruation war immer sehr stark gewesen, dauerte eine Woche, und stellte sich alle vierzehn Tage ein. Gewöhnlich hatte sie Schmerzen dabei. Keine Leukorrhoe. Bei der zweiten Geburt hatte sie Gebärmutterblutung, und danach Gebärmutterentzündung durch einen Frost. Sie stillte ihr erstes Kind drei Monate lang. Nach der zweiten Geburt war sie zu krank, um zu stillen. Das dritte Kind stillte sie acht Monate lang. Die rechte Brust wurde im Juli 1900 entfernt. Nun hat sie scharfe, schießende Schmerzen in der linken Brust, und die Brust ist verhärtet. Der linke Arm ist schmerzhaft, und die Drüsen in der Achselhöhle sind vergrößert. Der Schlaf ist schlecht; schlimme Träume, vom Fallen ins Wasser, von toten Leuten. Dies ist in den letzten zwei oder drei Jahren schlechter. Kälte verschlechtert und bessert. Es geht ihr im Freien schlechter. Sie ist nervös, depressiv, fürchtet das Alleinsein, und es geht ihr in Gesellschaft besser.

Ihre Familienvorgeschichte sieht so aus: Der Vater lebt, ist 84 Jahre alt. Die Mutter starb im Alter von 50 Jahren an Wechseljahrsbeschwerden. Die Schwester starb mit 50 Jahren an Tuberkulose. Drei Brüder starben an derselben Krankheit, ebenfalls ihr ältester Sohn. Sie wurde nur einmal geimpft.

Das Auftreten der Schmerzen und die Verhärtung der linken Brust entmutigten sie so, daß sie allen weiteren chirurgischen Maßnahmen abgeneigt war und sich unter meine Obhut begab. Ich verschrieb Carcinosinum 100, drei Dosen über einen Monat verteilt. Und um ihr über die Schwierigkeiten der Verstopfung hinwegzuhelfen, verordnete ich ebenfalls Ulm. fulv. Ø, 10 Tropfen in einem Weinglas voll Wasser morgens beim Aufstehen, wenn es nötig wäre.

7. Oktober 1901. Brust viel weniger schmerzhaft. Die Brust fühlt sich natürlicher an, und ist um etwas kleiner. Sie kann sich bequemer hinlegen und den Arm besser bewegen. Das Gemüt ist sehr viel besser. Schlief alle Nächte hindurch gut. Appetit viel besser. Hatte ziemlich viel Blähungen. Verstopfung schlechter. Stühle fest, dunkel, aber es ging kein Blut mehr mit den Stühlen ab (wie es früher der Fall war), seit ein paar Tagen nach Beginn der Einnahme der Pulver. Beim Aufwachen hatte sie Kopfschmerzen über die Stirn. Etwas Neuralgie im Gesicht. Wiederholung von Carcinosinum. Verordnung von Ulm. fulv, 15 Tropfen in heißem Wasser morgens beim Aufstehen.

4. November 1901: Hatte eine Erkältung, welche scheinbar den Zustand verschlechterte. Hatte sehr starke Kopfschmerzen am Morgen, die besser wurden, wenn sie zu Bett ging. Schmerz im Hinterkopf. Die Schmerzen in der Brust waren schlimm, nach innen schießend, als ob plötzlich ein Messer hineingestoßen würde. Die Brust ist empfindlich, besonders die Außenseite, wo der Schmerz am schlimmsten ist. In der Achselhöhle ist eine Drüse zu fühlen. Appetit besser; das Herabsinken weniger; nicht so schwach. Nicht mehr so verstopft. Schlaf gut; weniger Träume. Füße sehr kalt. Verordnung: Sulfur 200, zwei Dosen in der ersten Woche; Calcarea 200, zwei Dosen in der zweiten Woche; Lycopodium 200, zwei Dosen in der dritten Woche.

9. Dezember 1901: Der Kopf ist besser; Verdauung besser, weniger verstopft - sie braucht nicht länger die Ulm. fulv.-Tropfen. Appetit in Ordnung. Schmerzen etwas weniger. Brust besser, sehr wenig Schmerzen in ihr; wenn Schmerz vorhanden ist, dann ist es ein Gefühl wie gequetscht, in Richtung Achsel. Mundecken immer noch entzündet. Ist sehr nervös; erschrickt bei jedem Klopfen an der Tür. Sie fühlt die Kälte stark; ein kaltes Gefühl läuft den Rücken herunter. Sie hat nun ein neues Symptom - ein kriechendes Gefühl, als ob ein Insekt im Ohr wäre.

Wiederholung der Verordnung.
20. Januar 1902: Kriechendes Gefühl im Ohr besser. Kopf besser. Weniger Erschrecken. Immer noch verstopft, aber nicht mehr so schlimm wie früher. Schwächegefühl nicht mehr so stark. Kürzlich viel Blähungen, besonders abends, wenn sie sich auszieht. Menstruation wie üblich. Hatte ziemlich viel Schmerzen in der sechsten Rippe, unter der Brust. Hatte eine schlimme Erkältung. In diesem Jahr fühlt sie die Kälte besonders stark. Der Schlaf ist gut, und die Träume sind weniger anstrengend. Mundecken eingerissen. Weil ich dachte, daß da vielleicht ein Element der Influenza in ihren Erkältungen war, verordnete ich ihr Tuberkulinum Koch 100, einmal wöchentlich; und auch Allium Cepa 12, das sie einnehmen sollte, wenn sie eine Erkältung frisch bekommen würde. Danach sah ich die Patientin über vier Monate lang nicht mehr.
12. März 1902: Sie berichtete, daß sie viel freier von Schmerz gewesen sei; aber sie hatte wieder eine schwere Erkältung und Husten. Die Brust ist natürlicher. Linke Mundecke stark entzündet; die rechte auch, aber weniger. Das erste und das zweite Pulver "brachten Säure in den Magen, und sie hatte nach ihnen die ganze Nacht Magensäure". Der Darm arbeitet normal, obwohl immer noch etwas Verstopfung vorhanden ist. Verlangen nach Essen um 11 Uhr vormittags. Menses sehr stark, schlechter, wenn sie sich hinlegt. Träumt wieder viel. Kopfschmerz nicht ganz so schlimm, sie kann morgens den Kopf nicht vom Kissen heben. Noch sehr nervös; schüttelt und zittert. Verordnung: Condurango 1, 2 Unzen, 5 Tropfen in einem Teelöffel Wasser dreimal täglich.
21. April 1902: Die Tropfen bewirkten, daß sie am ersten Tag zwei- oder dreimal Stuhlgang hatte. In den letzten vierzehn Tagen war die Brust nicht so gut; sie ist stärker geschwollen, knotig und härter. Keine Magensäure. Zunge schön sauber. Appetit nicht so gut. Viel Blähungen, nach oben ziehend. Milz groß. Schlaf nicht so schwer. Hinterkopfschmerz, mehr tagsüber oder beim Aufstehen aus dem Bett nachts. Sie hatte ein rieselndes Gefühl im Herzen. Gemüt ist schlecht. Wird sehr müde. Hat keine Hitzewallungen; hat das Gefühl, als ob der Boden sich hochhebt. Hatte sieben Wochen lang keine Menstruation. Puls 96. Verordnung: Thuja 30, drei Dosen im Monat. Die Indikationen für Thuja waren die Flatulenz, das starke Müdigkeitsgefühl und die Reizbarkeit im Gemüt. Außerdem gab es noch

allgemeine, konstitutionelle Indikationen für das Mittel.
21. Mai 1902: Thuja hatte schnell zu wirken begonnen. Die Menstruation setzte zwei Tage später ein, und sie fühlte sich sehr gebessert. Sie fühlte sich insgesamt besser, und die Brust war kleiner und weniger hart. Das rieselnde Gefühl im Herzen war nicht so schlimm. Kopfschmerz schlimm, diesmal um 4 Uhr nachts. Thuja wirkte sehr tief und schien die alte Beschwerde im Daumen wieder aufzurühren, denn er war der Sitz erheblicher Schmerzen in der letzten Woche. Die nun angestellten Nachfragen führten dazu, daß ich die Geschichte des geschwürigen Daumens von vor drei Jahren zu hören bekam. Wiederholung der Verordnung.
20. Juni 1902: Sie ist im allgemeinen kräftiger. Kann ihre Arbeit besser als vorher verrichten. Kann ihren rechten Arm besser gebrauchen (der erheblich gelähmt war seit der Operation). Kann ihn ausstrecken. Nun ein wenig Schmerz in der linken Brust. Kopf schlimm um 3 Uhr nachts. (Dies tritt nicht auf, wenn sie die Einnahme eines Pulvers ausläßt). Beide Mundecken noch wund. Ohr besser; Kriebeln weg. Augen jucken und schmerzen. Der Daumen ist in Ordnung. Verordnung: Condurango 30, drei Dosen im Monat.
30. Juli 1902: Brust sehr viel besser. Linke Brust ganz weich und natürlich. Keine Schmerzen. Mund erheblich schlechter in diesem Monat. Augen besser. Sieben Wochen lang keine Menstruation. Wenn sie still sitzt, wird sie von Schwäche überwältigt. Das verursacht Herzklopfen, Zittern und Schwitzen. Das Haar wird naß. Kann den Arm besser bewegen. Schlaf gut, weniger Träume. Diese Pulver rufen nicht so viel Kopfschmerzen hervor. Kopfschmerz um 11 Uhr vormittags. Der Daumen blieb in Ordnung. Wiederholung der Verordnung.
15. September 1902: Es ging ihr sehr viel besser; besser als vor einiger Zeit. Mund fast gut. Hat ein gequetschtes Gefühl, wo der Knoten sitzt; bei der Besichtigung sieht man dort etwas Einziehung. Von dieser Stelle abgesehen, ist die Brust weich und normal. Sie spürt die Brust, wenn sie sich niederlegt. Kopfschmerz von 10 - 11 Uhr vormittags. Puls 96. Hat Hitzewallungen, aber kein Herzklopfen. Menstruation vor vierzehn Tagen; sehr stark, keine Leukorrhoe. Wiederholung der Verordnung.
27. Oktober 1902: In der Nacht, nachdem sie das erste Pulver genommen hatte, hatte sie starkes Brennen in der Brust. Beim Aufwachen waren ihre

Hände steif. Am Tage darauf fühlte sie sich nicht gut. Ich stellte eine ziemliche Empfindlichkeit im unteren Segment der linken Brust fest. Hat ziemlich viel Blähungen; um 2 Uhr nachts ist es schlimm. Scharfe Säure wie Essig steigt in den Hals auf. Wenn sie erbricht, ist es besser. Stuhlgang normal. Der Kopf war sehr schlimm gewesen, als ob etwas fest um ihn gebunden sei. Das macht sie niedergeschlagen. Sie hatte eine Menstruation, nicht ganz so stark. Der Daumen war wieder schmerzhaft, stechend und klopfend. Verordnung: Natrium muriaticum 30, vier Dosen in sechs Wochen.

8. Dezember 1903 (muß heißen: 1902): Viel besser. Kaum Schmerzen in der Brust. Kopf viel besser. Zusammenschnürungsgefühl völlig weg. Gemüt besser. Kein Säure-Aufsteigen. Viel Blähungen am Morgen. Säure nach Frühstück und Abendbrot. Die Brust ist sehr viel besser, obwohl sie noch leicht empfindlich ist und noch ein Knoten gefühlt werden kann. Bei dieser Gelegenheit konnte ich keine Drüse in der Achselhöhle ausfindig machen, obwohl man einige Zeit später eine sehr kleine feststellen konnte. Einmal in sieben Wochen eine Menstruation, sie dauerte drei Tage. Mundecken sehr viel besser. Sie fühlt den Wetterwechsel an der Stelle, wo nach der Operation der Drainageschlauch war. Wiederholung der Verordnung.

19. Januar 1903: Es ging ihr sehr gut. Mund ist gut. Nachdem sie mit der letzten Serie (der Medizin) begonnen hatte, fing die Wunde zu schmerzen an - es fühlte sich an, als wolle sie sich öffnen. Wundheit der Rippen unterhalb der linken Brust. Eine sehr kleine Drüse in der Achselhöhle kann gefühlt werden. Keine Menstruation innerhalb von sieben Wochen. Im Gemüt geht es ihr viel besser. Zur Zeit keine Beschwerden durch Kopfschmerzen; Schwindelgefühl um 11 Uhr vormittags. Ein wenig Verstopfung. Wiederholung der Verordnung.

9. März 1903: Es ging ihr sehr gut. Kein Schwindelgefühl. Kopf in Ordnung. Drei- oder viermal pro Woche erwacht sie um 2 Uhr nachts, aber schläft wieder ein. Gefühl in der Brust viel besser. Hat keine Schmerzen in ihr, aber es gibt noch eine harte Stelle im oberen Segment, Druck darauf ruft akuten Schmerz hervor. Appetit nicht so viel wie vorher; Essen macht ihr ziemliche Schwierigkeiten. Hatte eine schlimme Erkältung. Die Augen sind blutgerötet und schmerzhaft, im Freien weniger. Die Menstruation

stellte sich gleich nach der letzten Konsultation ein. Wiederholung der Verordnung; dazu Euphrasia als Lotion für die Augen.
27. April 1903: Euphrasia tat den Augen sehr gut. Hatte zwei Erkältungen. Brust um Einiges besser. Hatte viel Verstopfung. Stuhlgang sehr schwierig und dunkel. Träumt zur Zeit nicht. Verordnung: Condurango 30, vier Dosen in sechs Wochen.
24. Juni 1903: Stuhlgang sehr viel besser. Stühle noch sehr dunkel. Zunge sauber. Appetit gut. Viel Hitzewallungen. Hatte eine Menstruation, leicht. Gefühl in den Brüsten natürlich, zur Zeit kein gequetschtes Empfinden. Augen, als ob Gries in ihnen wäre, schlechter im Freien. Der Daumen machte erneut Beschwerden; auf seinem Rücken erschienen Einrisse; sie tun beim Waschen sehr weh. Wiederholung der Verodnung. Ruta Ø als Lotion für die Augen.
17. August 1903: War eine Zeit ohne die Pulver. Hatte in den letzten zwei Wochen mehr Schmerzen in der Brust. Stark niedergedrückt und unfähig, im Haus zu bleiben. (Ich konnte aber keinen Unterschied im Zustand der Brust feststellen) Appetitlos. Mehr verstopft. Daumen in Ordnung. Augen besser. Verordnung: Carcinosinum 100, vier Dosen in sechs Wochen.
26. Oktober 1903: Sehr viel besser seit der letzten Konsultation. Verstopft. Brüste fühlen sich völlig normal an; in der linken Achselhöhle kann eine sehr kleine Drüse gefühlt werden. Die Augen plagen sie noch. Etwas Erkältung im Kopf. Wiederholung der Verordnung, nur daß die Pulver jeden zweiten Abend genommen werden sollen.
Drei Monate später - 18. Januar 1904: In den letzten zwei Wochen verlor sie den Appetit. Hat viel Blähungen, besonders nach dem Mittagessen. Zunge sauber. Stuhlgang war ausgezeichnet bis vor Kurzem, nun Verstopfung. Schmerz im Hinterkopf, besonders auf der linken Seite. Im rechten Daumen klopfte es. Puls 100. Bei der Untersuchung stellte ich fest, daß die linke Brust normal war. Ich konnte keine Drüse in der Achselhöhle ausmachen. Eine Stelle im äußeren Segment hat eine gequetschte Empfindung. Zuweilen - selten - schießt es dort hinein.
Bei dieser Gelegenheit machte mir die rechte Seite große Sorgen. Ich stellte fest, daß die Gegend unter der Narbe geschwollen war, und auf der Narbenlinie waren einige Knötchen zu fühlen. Sie ist sehr bedrückt; wünscht zu weinen, allein zu sein und im Dunklen zu sitzen. Hatte mehrere Erkältun-

gen. Verordnung: Natrium muriaticum 30, einmal pro Woche.
15. Februar 1904: Es ging ihr innerlich sehr viel besser. Sie ist in der Lage, zu ruhen und ihr Essen zu genießen. Weniger verstopft. Gemüt besser. Die Hände prickeln, wenn sie warm werden. Schmerz im Hinterkopf und Nacken. Die linke Brust ist sehr empfindlich, als ob sie gequetscht sei; die Empfindlichkeit sitzt im pectoralen Muskel, nahe der Achselhöhle. Die Brust fühlt sich nicht knotig an, aber die Patientin hat das Gefühl, als ob die Warze nach innen gezogen sei, aber sie ist es nicht. Rechte Brust viel besser. Keine Knötchen mehr zu fühlen. Phytolacca 30, einmal pro Woche.
14. März 1904: Fühlte sich besser. Appetit sehr viel besser. Hinterkopfschmerz besser. Bei dieser Gelegenheit hatte die Patientin eine Menge Schmerzen rheumatischer Natur. Die ganze rechte Seite war schmerzhaft; er schien den rechten Arm hinaufzuziehen, den sie seit der Operation niemals mehr richtig adduzieren oder frei bewegen konnte. Der Schmerz sitzt hauptsächlich in der Achselhöhle, oberhalb der Narbe. Die linke Brust fühlt sich empfindlich und gequetscht an. Es sind zahlreiche empfindliche Stellen im oberen Teil des linken Brustkorbs, entfernt von der Mamma. Die Mamma selbst ist nicht sehr empfindlich, aber im oberen Teil ist ein empfindlicher Knoten. Verordnung: Carcinosinum 100, beim Schlafengehen einmal in zehn Tagen; Conium 30 an den dazwischenliegenden Abenden.
18. April 1904: Es ging ihr viel besser. Der Hinterkopfschmerz ging weg und wanderte zum linken Auge. Hatte Prickeln in den Fingern der rechten Hand; muß die Hand herabhängen lassen. Das Prickeln ist schlechter im warmen Bett. Hat viel Blähungen beim Aufstehen und nachts. Der rechte Arm ist schwach. Hatte sehr wenig Schmerzen in der linken Brust, die normal erscheint. Ein rötlicher Fleck ist auf der Narbe.
16. Mai 1904: Rheumatismus besser. Kein Hinterkopfschmerz; etwas Schmerz über dem linken Auge. Daumen schmerzhaft. Fünfzehn bis dreißig Minuten nach der Einnahme der Pulver gerät sie in große Unruhe. Saurer Mundgeschmack am Morgen. Blähungen beim Aufstehen. Kopfschmerz von 2 - 3 Uhr nachts, und er ist schlimm beim Aufwachen. Verstopft. Bekommt beim Gehen Schmerzen in der rechten Hüfte. Linke Brust fühlt sich normal an. Rechte Seite scheint normal zu sein, keine Knoten, und keine Röte ist um die Narbe zu sehen. Die Mittel hatten die

Patientin ganz schön mitgenommen, obwohl sie ihre spezielle Arbeit gut getan hatten. Auch hatten sie erneut die Indikationen für Natrium muriaticum hervorgebracht. Verordnung: Natrium muriaticum 30, vier Dosen in sechs Wochen.

18. Juli 1904: Fühlt sich innerlich sehr viel besser. Augen besser. Keine Schmerzen in Schulter oder Daumen. Hat immer noch schlimme Anfälle von Blähungen, sie muß durchs Zimmer laufen, bis sie Säure aufstößt, und dann kann sie ruhen. Wiederholung der Verordnung.

26. September 1904: Es ging ihr sehr gut; aber je und dann sind die Schmerzen nicht so schön. Augen besser. Flatulenz besser. Hinterkopf besser, aber hat Schmerzen in der linken Kopfseite; sie wacht mit ihnen auf, aber hat sie nicht während des Tages. Hatte schreckliche Träume. Puls 100. Kurz oberhalb der linken Brustwarze war etwas Härte und starke Empfindlichkeit oberhalb der Stelle. Innerlich fühlt sie sich gequetscht an und juckt. Die Rippe unterhalb der Narbe auf der rechten Seite wird außerordentlich empfindlich. Verordnung: Carcinosinum 100, vier Dosen in sechs Wochen; Lachesis 30 alle paar Tage.

5. Dezember 1904: Nicht schlechter. Hatte nur ein oder zwei schlechte Träume. Puls 108. Zunge sauber. Stuhlgang besser. Brust scheint in Ordnung zu sein. Narbe etwas rot. Hat Kriebeln im linken Ohr; zeitweilig mit Stoßen, in der Ruhe, wenn sie sich abends niederlegt. Verordnung: Platina 30, eine Dosis pro Woche, sechs Wochen lang.

20. Februar 1905: Der rechte Daumen war schmerzhaft und rissig. Blähungen noch schlimm. Verstopft. Kriebeln im Ohr nicht so schlimm. Zeitweilig rotes Gesicht. Puls 84. Linke Brust ein wenig knotig zur Achsel hin. Ziemlich rote Stelle auf der Narbe unter der Achsel. Verordnung: Carcinosinum 100, ein Pulver jeden zehnten Abend; Condurango 30 jeden dazwischenliegenden Abend, sechsunddreißig Tage lang.

Danach sah ich die Patientin vier Monate lang nicht. Sie hatte die Abstände der Dosen vergrößert, indem sie nur ein oder zwei Pulver pro Woche nahm.

26. Juni 1905: Es ging ihr sehr gut. Das Kriebeln im Ohr ging weg, aber sie hatte eine zeitlang Blähungen. Rheumatismus sehr viel besser. Zunge sauber. Appetit gut. Verstopft. Linke Brust vollkommen weich, Drüse in der Achsel gerade gefühlt. Roter Fleck von der Narbe fast weg. Arm viel besser zu gebrauchen. Wiederholung der Verordnung.

2. Oktober 1905: Es ging ihr weiterhin sehr gut. Rheumatismus macht keine Beschwerden. Nicht so verstopft; manchmal schlimme Verstopfung zwei oder drei Tage lang. Hatte einen oder zwei Anfälle von Säure, im allgemeinen um 3 Uhr nachts, da bringt sie die Säure leicht hoch. Diese Anfälle machen ihren Kopf schlimm. Linke Brust gut. Wiederholung der Verordnung.
Seither habe ich von dieser Patientin nur von anderen gehört, die sie zu mir schickte. Ihr selbst geht es sehr gut.

Kapitel 5
Tumoren der Brust ohne Operation geheilt

Obwohl ein operativer Eingiff nicht notwendigerweise gegen eine Heilung spricht, ist doch in der Regel die Heilung der Tumor-Konstitution und die Beseitigung des Tumors viel leichter zu Wege gebracht, wenn keine Operation vorgenommen wurde. Zur Erläuterung werde ich nun einige Fälle anführen.

Fall XIV: *Tumor der linken Brust.* Am 21. Januar 1904 kam Mrs. H., 48 Jahre alt, die Frau eines Geistlichen auf dem Lande, in ziemlicher Aufregung zu mir wegen eines Knotens, den sie in ihrer linken Brust entdeckt hatte. Es gab mit Sicherheit einige Gründe, ängstlich zu sein angesichts der Tatsache, daß ihr Vater an Krebs, ihre Mutter an Tuberkulose, und ihre Schwester nach einer Krebsoperation gestorben waren. Die Patientin selbst hatte eine sehr gichtische Anlage, litt an krankhaften Kopfschmerzen, Anfällen von Bauchschmerzen und blutenden Hämorrhoiden. Die Nacken- und Leistendrüsen waren verhärtet. Zeitweise litt sie an Ekzem, und ziemlich viel Tinea versicolor verteilte sich über den Körper. Sie hatte dunkles Haar und Aussehen, und war etwas rötlich im Gesicht. Die Menses, die seit acht Monaten ausgesetzt hatten, waren gewöhnlich unregelmäßig, schwach; und während der Menses hatte sie Schmerzen in den Brüsten. Das war auch so während ihrer zwei Schwangerschaften. Bei der Untersuchung stellte ich in der Brust einen kleinen Knoten von der Größe einer Haselnuß im oberen Segment an der Achselseite fest, und daneben war ein zweiter Knoten von der Größe einer kleinen Erbse. Die Drüsen in beiden Achseln waren vergrößert. Verordnung: Carcinosinum 100, drei Dosen über den Monat verteilt.
17. Februar: Der Knoten ist empfindlicher; sie fühlt nun den leichtesten Druck der Kleidung. Allgemeine Gesundheit sehr gut. Die gesteigerte Empfindlichkeit des Tumors zeigte mir, daß das Mittel seine Arbeit tat. Deswegen wiederholte ich es nicht, sondern gab Conium 30, jeden vierten Abend eine Dosis. Die Anzeige für Conium lag in den Schmerzen, die die Patientin regelmäßig während der Menstruation in den Brüsten hatte, während die Menstruation selbst schwach war.

19. März: Der kleinere der beiden Knoten ist fast verschwunden. Er ist wie eine kleine Erbse, und frei verschieblich. Insgesamt ging es ihr sehr gut, außer wenn der Nordostwind stark war. Wiederholung der Verordnung.
26. April: Knoten kleiner. Hatte ziemlich viel Übelkeit und Schwächegefühl. Dieses üble, sinkende, schwache Gefühl ist eine führende Anzeige für die Krebs-Nosoden. Burnett prüfte sie an sich selbst und erfuhr diese Wirkung in auffallender Stärke. Mamillinum 100, drei Dosen im Monat.

12. Januar 1905: Während der dazwischenliegenden Monate hörte ich nichts von der Patientin. Dann aber kam sie und gab folgenden Bericht: Am Anfang der Einnahme des letzten Mittels fühlte sie sich ganz und gar krank. Als sie die Einnahme beendet hatte, fühlte sie sich äußerst gut, und es blieb den ganzen Sommer über "außerordentlich gut", wie sie es beschrieb. Im November und Dezember hatte sie Magenbeschwerden. Die sorgfältigste Untersuchung der Brust ließ nicht mehr die leiseste Spur des Tumors entdecken.
Das Auftreten von Tumoren im Klimakterium ist ganz und gar kein erfreuliches Symptom, besonders wenn im Hintergrund der Patientin eine schlechte Familienvorgeschichte steht. Ich glaube, daß in diesem Falle die Krebs-Nosoden lebenswichtig waren, um diese Dame vor dem schrecklichen Schicksal anderer Mitglieder ihrer Familie zu bewahren.

Fall XV: *Tumor der rechten Brust.*
2. Februar 1906: Mrs. E. (35 Jahre alt, sieben Jahre verheiratet, hat zwei Kinder, eines 5 Jahre, das andere 7 Monate alt) konsultierte mich wegen eines Knotens in ihrer rechten Brust. Auf dem Rücken ist an ihrer linken Schulter eine Narbe, wo sie früher einen fibrösen Tumor hatte, der entfernt wurde. Als Kind war sie bei guter Gesundheit. Hatte Masern, Keuchhusten und Scharlach. Nur einmal geimpft. Hatte öfters schlimme Influenza, was ihr Herz angriff. Sechs Monate vor ihrer Heirat hatte sie eine schwere Grippe. Ein Jahr nach der Heirat war ihre Brust nicht in Ordnung; ein scharfer Schmerz in ihr weckte sie in der Nacht. Ihr Vater lebt noch, ist 66 Jahre alt. Er ist nicht bei bester Gesundheit, hat chronische Bronchitis und ein schwaches Herz. Er hatte einen Schlaganfall. Ihre Mutter starb nach den Pocken an Tuberkulose. Die Familie ihrer Mutter ist gesund. Sie hat eine

Schwester, die schwächlich ist. Die Patientin ist blond, hat braune Augen und ist leicht anämisch. Hat Neuralgie über die Schläfen hin. Zunge ziemlich sauber. Appetit gut; mag kein Fleisch und keine Milch. Ißt kein Salz und hat kein großes Interesse an Tee. Zeitweilig hat sie stechende Schmerzen in der Milzgegend; Milzdämpfung vermehrt. Hat Schmerzen in der linken Darmbeingegend, seit ihr letztes Kind geboren wurde. Leistendrüsen leicht vergrößert. Neigt zu Verstopfung; schlechter, wenn sie abgearbeitet ist; war schlechter seit ihrer Entbindung. Die Menstruation ist regelmäßig und nicht schmerzhaft; vor ihrer Heirat war sie zu häufig. Bei der Entbindung wurde viel Ergotin gegeben; und nachdem sie wieder auf den Beinen war, wurde ein Pessar eingesetzt, um einen Vorfall zu verhindern. Nach der Entbindung wurde die Milch durch Belladonna-Pflaster unterdrückt, und seitdem war die Brust knotig. Beide Brustwarzen sind horizontal eingerissen. Die rechte Brust ist beachtlich vergrößert. Im Zentrum, rund um die ganze Brustwarze, ist eine harte Masse. In der Achsel ist eine sehr kleine Drüse. Die linke Brust ist weich, und auf dieser Seite ist keine Drüse in der Achsel. Ich fand die Klappengeräusche des Herzens, obwohl nicht sehr klar, aber frei von "bruit". Sie hatte ein angespanntes Gefühl am Herzen, als ob es ganz und gar nicht in Schwung käme. Hat Schmerzen im unteren Rücken. Schmerzen hinter dem rechten Handgelenk. Schlaf ist schlecht; wacht oft auf und ist ruhelos. Der Ehemann dieser Dame ist ein Patient von mir, aber ihre eigene Familie ist streng allopathisch eingestellt, und natürlicherweise drängte sie sie, sogleich zu einem allopathischen Chirurgen zu gehen. Jedoch kam sie zuerst zu mir, und ich sagte, ich sei der Meinung, daß ich sie heilen könne, und so entschloß sie sich, den Besuch beim Chirurgen zu verschieben. Verordnung: Scirrhinum 100, drei Dosen im Monat.

26. Februar 1906: Knoten in der rechten Brust kleiner. Rechte Brust noch größer als die linke. Brustwarze ist gespalten und zurückgezogen. Linke Brust empfindlich und leicht knotig. Brustwarze mehr eingezogen als die rechte, aber sie ist kreisförmig eingezogen und nicht umgedreht. Beide Brustwarzen können herausgezogen werden. Menstruation war in Ordnung; die Brust war zu dieser Zeit größer. Weniger Leukorrhoe. Ihr Hals macht Beschwerden; sie kann nicht den leisesten Druck ertragen; es ist keine Vergrößerung der Schilddrüse vorhanden. Hatte Klopfen in der

linken Darmbeinregion. Nicht viel Kopfschmerzen. Immer noch verstopft. Offensichtlich hatte Scirrhinum in diesem Fall zu wirken begonnen. Es hatte eine Verkleinerung des Tumors in der rechten Brust verursacht und die Symptome in der linken Brust hervorgerufen. Ich sah die bemerkenswerte Einziehung der Brustwarzen als eine Verschlimmerung an; sie war viel deutlicher bei der zweiten Konsultation als bei der ersten. Es gibt ein Mittel, das dieses Symptom sehr deutlich in seinem Arzneimittelbild hat, und das ist Sarsaparilla. Sarsaparilla ist antisyphilitisch und antikanzerös und gehört zur Verwandtschaft der Liliaceae. Ich verordnete eine Wiederholung von Scirrhinum 100, und dazu eine Dosis Sarsaparilla 30 an jedem Abend, an dem Scirrhinum nicht genommen wurde

30. März 1906: Rechte Brust viel weicher. Tumor fast verschwunden. Es ist immer noch eine Knotigkeit vorhanden, aber sie ist locker und nicht mehr so fest, wie sie war. Die rechte Brustwarze ist nicht mehr eingezogen, sondern steht gut hervor. Linke Brust ist noch empfindlich, aber Knoten können nicht gefühlt werden. Etwas Klopfen in der linken Darmbeingegend. Appetit gut. Verstopfung; muß jeden zweiten Abend etwas Abführendes nehmen. Nun fühlte ich mich sicher, daß ich diesen Fall beherrschte, der zu Beginn ganz und gar nicht gut aussah. Wiederholung der Verordnung. Sacchar. offic. ust. D 3, dreimal täglich zwei Tabletten, eine halbe Stunde vor den Mahlzeiten, wenn es wegen der Verstopfung nötig wäre.

7. Mai 1906: Brust beinahe normal - nur ein wenig Empfindlichkeit an der Außenseite, wo ein kleines erbsenähnliches Knötchen fühlbar ist. Hat Schmerz in der zweiten und dritten Rippe. Zeitweilig wenig Schmerz in der linken Darmbeingegend. Viel Kopfschmerz beim Erwachen. War kürzlich ziemlich erschöpft. Wiederholung der Verordnung. Magnesium carbonicum 200, 5 Tropfen in einem Weinglas Wasser am Morgen beim Aufstehen.

Dies beendete den Fall. Mrs. E. berichtete, daß es ihr in jeder Hinsicht unermeßlich viel besser gehe, und ich habe sie seither häufig wegen anderer Familienmitglieder von ihr gesehen. Es hat keine Wiederkehr des Tumors gegeben.

Fall XVI: *Tumor der rechten Brust.*

Mrs V., 51 Jahre alt, blaß, ziemlich dünn, hellbraune Augen, konsultierte mich im März 1906 wegen ihres allgemeinen Gesundheitszustandes. Sie war seit zwei Jahren kränklich; war niedergedrückt, hatte Kopfschmerzen und Herzklopfen; schwaches, sinkendes Gefühl um 11 Uhr vormittags und nochmals von 17 - 19 Uhr. Sie hat zwei Kinder, das jüngere 23 Jahre alt. Die Menstruation war noch regulär, stellte sich alle drei Wochen ein und machte keine Beschwerden, außer einem Übelkeitsgefühl, welches neu war. Nach den Menses Leukorrhoe. Sie hatte eine Abneigung gegen Fett und ein Verlangen nach Salz. Ihr Vater war im Alter von 49 Jahren an einem Tumor der Leber gestorben. Sie war zweimal geimpft worden, das letzte Mal vier oder fünf Jahre, bevor ich sie sah. Als ich sie zum ersten Mal sah, bemerkte ich einen kleinen Knoten gleich unter der rechten Brustwarze, aber da sie ihn selbst noch nicht gefühlt hatte, lenkte ich ihre Aufmerksamkeit nicht auf ihn, weil ich sie nicht beunruhigen wollte und dachte, ich könnte ihn möglicherweise heilen, bevor sie ihn ausfindig machte. An der rechten Schulter, in Richtung Gelenk, war ein kleiner keloid-ähnlicher Knoten, den sie schon zehn Jahre lang hatte.

Unter Thuja 30 besserte sich ihr allgemeiner Gesundheitszustand gewaltig, und der Tumor der Brust wuchs nicht weiter; aber im folgenden Juli übertrieb sie es eines Tages mit der Gartenarbeit; sie überhitzte sich, und der Wind blies auf ihre rechte Seite, und sie fühlte einen Schüttelfrost. Da entdeckte sie den Knoten in der Brust, und diese Entdeckung erschreckte sie. Danach war er empfindlich, und die ganze Brust fühlte sich knotig an.

16. Juli 1906: Verordnung: Scirrhinum 100, drei Dosen über den Monat verteilt.

9. August 1906: Sie war sich des Knotens mehr bewußt. Die Seite schmerzt. Sie fühlt stechende Schmerzen in ihr. Ich fand den Knoten nicht in der Größe verändert, aber empfindlich. Auch eine Drüse konnte in der Achsel gefühlt werden. Die Menses waren seit 17. Juni ausgeblieben. Übermäßige Hitzewallungen. Verordnung: Conium 100.

23. August: Es ging ihr besser. Hitzewallungen besser. Tumor kleiner. Brust viel weicher. Fühlte Schmerzen durch den Brustkorb. Wiederholung der Verordnung.

28. September: Noch besser. Tumor kleiner. Wiederholung der Verordnung.
30. Oktober: Besser, aber immer noch hat sie eine Empfindung im Tumor. Er ist nun sehr klein, aber noch empfindlich. Wiederholung der Verordnung.
27. März: Brust ebener; viel weniger empfindlich. Wiederholung der Verordnung. Sie setzte die Einnahme dieser Medizin mehrere Monate fort, wobei es ihr die ganze Zeit über immer besser ging.
25. April 1907: Hatte ziemlich viel Aufregung gehabt. Eine ungewöhnliche Anstrengung des Arms - das Herausziehen eines Korks - verursachte Schmerzen in der Brust, aber größtenteils vergaß sie es ganz und gar. Der Keloid-Tumor wird schrittweise kleiner. Verordnung: Scirrhinum 100, sechs Dosen in zwei Monaten.
25. Juni: Jegliche Empfindlichkeit des Tumors ist weg. Alles, was übrig blieb, ist ein erbsenähnliches Knötchen. Hat viele Hitzewallungen. Verordnung: Conium 100, vier Dosen in sechs Wochen; gefolgt von Scirrhinum 100, in derselben Zeit. Sie fuhr unverändert mit der Einnahme dieser Mittel bis Februar 1908 fort, als festgestellt werden konnte, daß der Tumor völlig verschwunden war.

Fall XVII: *Tumor der linken Brust*. Mrs. T., 45 Jahre alt, konsultierte mich am 20. Februar 1907 wegen eines Knotens, den sie in ihrer linken Brust entdeckt hatte. Sie hatte im allgemeinen eine gute Gesundheit, obwohl sie nie sehr kräftig war; sie hatte vor einem Jahr einen Anfall von Hämorrhagie gehabt, der drei Tage anhielt und offensichtlich aus den Atemwegen kam. Ihr Vater war im Alter von 39 Jahren an Tuberkulose gestorben. Den Knoten in der Brust hatte sie gerade erst jetzt entdeckt. Sie war als Baby geimpft worden und hatte "fürchterliche Narben" als Resultat. Mit 7 und mit 14 Jahren war sie nochmals geimpft worden, aber die Impfungen waren nur leicht angegangen. Die Menstruation war immer spärlich gewesen. Vor einigen Jahren hatte sie einen herpesähnlichen Ausschlag im Haar, der wiedergekommen war. Auf dem Körper hatte sie eine Anzahl von Naevi - "Krebshautflecken". Ich fand, daß beide Brüste in den oberen Segmenten beachtlich verhärtet waren, und daß sich an der linken Brust am Rand zur Achsel hin ein kleiner harter Knoten befand. In der Achsel konnte eine kleine Drüse gefühlt werden. Die Entdeckung des Knotens war es gewesen, was die Patientin beunruhigt hatte. Verordnung: Carcinosinum 100, drei Dosen über den Monat verteilt.

11. April: Knoten völlig verschwunden. Der verhärtete Zustand der oberen Teile der Brüste war noch vorhanden, aber es gab kein Zeichen für den Knoten mehr, und es gab auch keine Wiederkehr von ihm, wie ich erst kürzlich feststellen konnte.

Kapitel 6
Die Beziehung von Krebs zu anderen Krankheiten

Wir werden nie in der Lage sein, eine vernünftige Betrachtungsweise der Krebskrankheit zu erlangen, so lange wir nicht in der Lage sind, sie sowohl vom ganzheitlichen Standpunkt als auch vom Tumor-Standpunkt aus zu betrachten. Jedermann kann einen Apfelbaum erkennen, wenn er Äpfel an ihm wachsen sieht, aber der geübte Botaniker kann sogar einen Apfelbaum vom Birnen- oder Pflaumenbaum unterscheiden, wenn keine Blätter an ihnen sind. Auf dieselbe Weise sollte ein geübter Arzt in der Lage sein, einen Krebs-Organismus zu erkennen, bevor überhaupt irgendein Knoten erschienen ist; aber das wird nur dann möglich sein, wenn unsere Pathologen die Sache vom ganzheitlichen Standpunkt aus in Angriff nehmen. Krebs-Forschungsgesellschaften mögen darin erfolgreich sein, daß sie viele interessante Tatsachen der Mikrobiologie ans Licht bringen und stapelweise Statistiken anhäufen; aber um ein echtes Wissen vom Wesen dieser Krankheit oder der Mittel, mit denen sie zu behandeln ist, zu erlangen, müssen wir anderswohin sehen.

In diesem Kapitel beabsichtige ich, ein paar Tatsachen zu zitieren, die anderen Beobachtern die Richtung angeben können, in welcher fruchtbare Forschung betrieben werden könnte.

Vor einigen Jahren wurde ich nach Holland geschickt, um eine Dame zu treffen, die früher unter der Obhut von Dr. Burnett gewesen war. Sie war ursprünglich zu ihm gekommen, um einem Urteilsspruch für eine sofortige Operation zu entrinnen, der von einem führenden Spezialisten in ihrem Heimatland ausgesprochen worden war. Dr. Burnett hat die Geschichte dieses Falles selbst erzählt (Change of Life in Women), und hier ist sie:
"Wie ich zuvor schon zum Ausdruck brachte", sagt Dr. Burnett, "*haben die verschiedenen Tumoren der Brust gemeinhin ihren Ursprungssitz in der Gebärmutter oder den Eierstöcken; und indem ich dies im Blick behielt, habe ich von Zeit zu Zeit Erfolge bei der Heilung sehr vieler solcher Tumoren bei Frauen aus allen Lebensperioden gehabt, besonders aber im*

Klimakterium. So telegrafierte mir kürzlich die Baronin X. von Den Haag, daß ihr dortiger Arzt eine interstitielle Mastitis der rechten Brust diagnostiziert habe und auf eine sofortige Operation dränge. Ich drahtete zurück und verbot die Operation und sagte, daß Arzneien sie heilen würden. Drei Tage später erschien ihre Ladyship in meinem Praxisraum, und ich fand, daß die Diagnose korrekt war: die rechte Brust war ziemlich gleichförmig infiltriert und hart. Unter Scirrhinum 100 wurde die Brust innerhalb von zwei Monaten ganz normal, aber dann stellte sich heraus, daß der wahre Ursprung der Beschwerde immer noch bestand und in den Beckenorganen lag, und dieses Grundübel im Becken behandele ich nun. Ich kann es mir leisten, gewisse unverschämte Bemerkungen eines sehr berühmten ärztlichen Bruders aus Den Haag zu verzeihen: er weiß es nicht besser, und was er nicht über die interstitielle Mastitis weiß, ist eben kein Wissen. Was um alles in der Welt ist der Nutzen einer Entfernung der Brust wegen einer Schwellung, die ihre Wurzel in den weiblichen Beckenorganen hat?" Als ich die Patientin einige Jahre später sah, war ich in der Lage festzustellen, daß die Brust und die Beckengegend absolut gesund waren. Aber es hatte sich ein neuer Zustand entwickelt - der sehr beschwerdevolle Zustand, der als Colitis mucosa bekannt ist. Ich führe diesen Fall deswegen an, weil es mir scheint, daß die Colitis mucosa oft ein Ausdruck einer Krebs-Tendenz ist. Vor ein oder zwei Jahren erwähnte Dr. Spiers Alexander in einem Vortrag über Colitis mucosa, den er vor der British Homoeopathic Society hielt, einen Fall, bei dem ein Tumor in der rechten Brust erschien, als die Colitis mucosa abflaute, und an Größe abnahm, als die Colitis zurückkehrte. In diesem Fall gab es ein Alternieren von Symptomen zwischen der Brust und dem Dickdarm. Ich habe zur Zeit einen ähnlichen Fall in Behandlung, bei welchem ein Scirrhus der rechten Brust mit einer Colitis mucosa vergesellschaftet ist. In diesem Falle hatten die Krebs-Nosoden die größte Wirkung bei der Besserung der Darmsymptome.

Ich habe immer wieder eine sehr enge Verwandtschaft zwischen der tuberkulösen und der kanzerösen Diathese bemerkt. Tatsächlich ist es üblich, in Familien mit starker tuberkulöser Anlage dies vorzufinden: während die einen Tuberkel hervorbringen, entwickeln die anderen Krebs. Bei den Fällen, die ich berichtet habe, gab es genau so oft eine tuberkulöse Vorgeschichte wie eine kanzeröse.

Aber Gicht ist ein Faktor, der nicht weniger wichtig ist als die beiden eben genannten. Eines Tages kam eine Dame zu Dr. Burnett mit einem Tumor in der Brust. "Was ist es, Doktor?" fragte sie. "Es ist ein gichtischer Knoten", antwortete er - und das war die Wahrheit. Er heilte die Patientin, aber er sagte später: "Wenn ich ihm seinen anderen Namen gegeben hätte, dann hätte ich wohl nie eine Chance gehabt, die Dame zu heilen - sie würde die Diagnose nicht überlebt haben".

In einer außerordentlich gichtischen Familie, mit der ich gut bekannt bin, starben vier Mitglieder im Alter von über siebzig Jahren: eine Schwester an Brustkrebs; eine Schwester an Gicht, die in einer Geschwürsbildung im Mund endete - sie war einige Jahre zuvor schwer vergiftet worden mit einer arsenhaltigen Tapete; eine Schwester an Altersschwäche - sie war ein Opfer der Bleichsucht geworden; der vierte, ein Bruder, starb an chronischer gichtischer Bronchitis. Er hatte viele Jahre lang einen großen Fleck eines gichtischen Ekzems von panzerähnlicher Art auf dem unteren Teil des Rückens.

In einem Fall von offenem Brustkrebs, den ich zusammen mit Dr. Le Hunte Cooper behandle, trat einmal eine sehr bedrohliche Lage ein. Alle umgebenden Gewebe schwollen an, wurden hart und entzündeten sich. Es sah so aus, als habe eine schnelle Infiltration eingesetzt, und als sei die Krankheit im Begriff, große Fortschritte zu machen. Aber unter der Behandlung hörte die Schwellung genau so schnell wieder auf, und stattdessen erschien ein deutlicher Gichtanfall im großen Zeh. Ich bin nicht geneigt zu behaupten, daß die gefürchtete Ausbreitung der Krankheit nicht stattgefunden hätte, wenn der Gichtanfall sie nicht abgewendet hätte.

Ich habe schon zum Ausdruck gebracht (im Vorwort dieses Buches), daß das Krebs-Vorstadium häufig die Form von Rheumatismus annimmt, und, wie Dr. Robert Cooper erwähnt, daß Blutvergiftung verschiedener Art es verursachen kann. Weiter ist es allseits bekannt, daß man zahlreiche Gifte kennt, die Krebs auslösen können, besonders Arsen und seine Verbindungen. Das ist auch der Grund dafür, daß bei der Heilung von Krebs Arsen-Präparate erfolgreich gebraucht wurden, besonders von den Homöopathen. Und schließlich gibt es das Trauma mit seinen zahlreichen Formen von Verletzungen und Reizungen, und die Röntgenstrahlen als Krebsursache, wovon wir Beispiele neueren Datums haben.

Ich habe nur diese paar Vorschläge geäußert, um zu zeigen, daß wir eine weite Sicht haben müssen und den Krebs in all seinen Aspekten betrachten müssen, wenn wir ihn jemals verstehen wollen. Wir werden ihn mit Sicherheit nicht dadurch verstehen, daß wir Millionen von Mäusegenerationen impfen.

Kapitel 7
Die Krebsnosoden

Man wird bemerkt haben, daß ich bei der Behandlung der Fälle, die ich im Einzelnen oben geschildert habe, reichlich von den Krebsnosoden Gebrauch gemacht habe, und bei fast allen Fallbeispielen waren es Nosoden, die von Dr. Burnett hergestellt waren. Dr. Burnett war zwar nicht der erste, der sie verwendete, aber wir verdanken ihm einen sehr großen Anteil unseres Wissens für ihren Gebrauch.
Dr. Burnett fand es ratsam, sich mit einer großen Anzahl von verschiedenen Präparationen von Krebs und anderen Nosoden zu versehen, von denen jede ein anderes Gebiet am Rande abdeckte, obwohl sie in der Hauptsache alle gleich waren. Diesen Präparationen gab er verschiedene Namen, und ich war in der Lage, in einem gewissen Grade ihre Unterschiede herauszufinden, obwohl er keinen schriftlichen Bericht über sie hinterließ. Tatsächlich war er noch im Forschungsstadium zur Zeit seines beklagenswerten Todes. Wenn er noch lebte, würde er zweifelsohne seine Kenntnisse der Welt kundtun; wie die Dinge liegen, müssen wir es selbst herausfinden. Und der Weg dazu ist gar nicht so schwierig, da er ihn ja klar aufgezeigt hat. So haben wir, wenn wir die Pathogenese irgendeiner Nosode zusammenstellen wollen, zunächst einmal
1) *die Symptome der Krankheit.* Hier, wie auch bei anderen Mitteln, sind die sonderlichen, auffallenden und charakteristischen Symptome diejenigen, die am meisten wert sind. Zum Beispiel: die allgemeine Anzeige für Syphilinum ist die Verschlechterung von Sonnenuntergang bis Sonnenaufgang, die übrigens ebenso eine allgemeine Anzeige für Mercurius und Aurum, die führenden Antisyphilitica aus dem Mineralreich, darstellt. Als nächstes haben wir
2) *die Prüfung der Nosode in höheren Potenzen.* Dies ist eine außerordentlich wichtige Sache, und einer wie Burnett wäre der Letzte, der dies vernachlässigen würde. Sicherlich prüfte Burnett die Krebsnosoden unvollständig an sich selbst, aber ich kenne keine Berichte dieser Prüfungen. Das einzige Symptome, das ich kenne, und das sie definitiv bei ihm hervorriefen, war das tödliche, sinkende Gefühl, wie es auch bei den Antipsorica vorkommt, aber es war nicht an bestimmte Stunden des Tages oder der

Nacht gebunden.

Die Krankheitssymptome und die Prüfungen, entweder einzeln oder kombiniert, geben uns eine Ausgangsbasis für den Gebrauch dieser Mittel in der Praxis, und dies führt mich zur dritten, sehr fruchtbaren Quelle von Anzeigen

3) *der klinischen Erfahrung*. Indikationen, die man der klinischen Erfahrung verdankt, sind von zweierlei Art: 1) geheilte Symptome, und 2) hervorgebrachte Symptome.

Dr. Burnett verschaffte sich seine Nosoden aus verschiedenen Quellen und gab ihnen verschiedenen Namen. Über die folgenden weiß ich am meisten:

1. Scirrhinum.
2. Carcinosinum.
3. Durum.
4. Karkinosin.

Diese vier sind alle - daran habe ich keinen Zweifel - Varianten derselben Nosode: harter Krebs.

5. Masto-haematin.
6. Dextro-masto-haematin.

Diese stammen, wie ich annehme, von blutenden Krebsen der Brust, die letztere von der rechten Brust.

7. Mamillinum. Wahrscheinlich von der Paget' schen Krankheit der Brustwarzen.
8. Sarcominum und
9. Sarcothoracinum sind hinreichend definiert durch ihre Namen, genau so wie
10. Epitheliominum und
11. Epitheliomin-syphiliticum.

So haben wir also elf verschiedene Nosoden von bösartiger Krankheit, die Dr. Burnett gebrauchte.

In Hinzufügung zu Dr. Burnetts Nososden möchte ich eine andere erwähnen, die auf mein eigenes Konto geht, und die ich etwa vor sieben oder acht Jahren gebraucht habe. Ich behandelte damals einen Fall von fressendem Geschwür der Nase, und von den Krusten, die sich dabei bildeten, hatte ich mir eine Präparation gemacht, die ich *Rodulcerin* nannte. Ich kann nicht definitiv sagen, daß es irgendeine Wirkung auf die Patientin selbst hatte, weil sie so viele andere Beschwerden neben dem fressenden Geschwür hatte, die ich gezwungenermaßen gleichzeitig mitbehandeln mußte - unter anderem Colitis mucosa und Anfälle von spastischer Bronchitis - daß ich niemals wirklich sicher sein konnte in bezug auf die Wirkung eines Mittels auf die Nase, um eine definitive Beobachtung zu dieser Sache zu machen. Die Dame wohnte in ziemlicher Entfernung von der Stadt, so daß meine Behandlung meistens brieflich erfolgte. Nachdem ich die anderen Beschwerden eine Zeit lang behandelt hatte, hörte ich, daß die Nase völlig in Ordnung war. Ich kann sagen, daß sie sich fachkundigen Rat über die Sache geholt hatte auf starkes Drängen von Freunden, und es war ihr geraten worden, sich der Operation zu unterziehen. Sie zog es aber vor, unter meiner Behandlung zu bleiben. Homöopathie behandelt nicht Krankheiten aufgrund ihrer Namen, sondern behandelt Individuen konstitutionell. Die dringlichsten Symptome erfordern als erstes Beachtung. Wenn das Gesetz treu befolgt wird, dann muß man auf Zustände achten, die weniger dringend sind, und mehr heilen, als unmittelbar erstrebt wird, wie es in diesem Fall geschehen ist.

Kapitel 8
Diät bei Krebs; Körperübungen

Bevor dieses Buch seinen Abschluß findet, kann es nützlich sein, ein paar Worte über Diät bei Tumor-Fällen, und besonders bei Krebs-Fällen, zu sagen.

Im Allgemeinen ist es nicht nötig, einen drastischen Wechsel von der üblichen Diät vorzunehmen. In den meisten Fällen werden unsere Mittel ihre Arbeit trotz einer gewissen Laxheit bei der Ernährung tun. Aber es gibt bestimmte Dinge, die man besser vermeiden sollte. Dr. Burnett führte Milch, Schweinefleisch und Salz auf, und dabei stimme ich ihm zu. Milch und Schweinefleisch sind in hohem Maße entwicklungsfördernde Nahrungsmittel. Sie rufen schnelles Gewebewachstum hervor, und deswegen rufen sie Wachstum von abnormen Gewebe ebenso gut wie von normalem hervor. Darüber hinaus muß Milch besonders bei Brust-Tumoren vermieden werden, da sie ja selbst Brustgewebe ist und es stimuliert.

Wie steht es mit der tierischen Nahrung verglichen mit der pflanzlichen? Die Gicht-Fälle, die ich im letzten Kapitel erwähnte, geben in gewissem Grad eine Antwort auf diese Frage. Es ist behauptet worden, daß eine vegetarische Diät eine sichere Vorbeugung gegen Krebs darstelle. Diese Behauptung konnte nicht erhärtet werden. Zu gleicher Zeit aber ist bei Gicht-Fällen das Vorhaben, eine Fleischernährung durch purinfreie Ernährung zu ersetzen, von sehr großem Vorteil. In einem Falle, in dem es mir schien, daß die Krankheit die Oberhand über die Arzneimittel gewinnen wollte, setzte ich den Patienten auf eine völlige Obst-Diät - ich verbot zu gleicher Zeit den Tee und alle alkoholischen Getränke - mit einer bemerkenswerten Wirkung auf die Hemmung der Krankheit.

Bei Patienten, die Diät einhalten, muß der Einzelfall immer wohlüberlegt werden. Es ist nicht gut, die Vitalität zu sehr zu schwächen, und es gibt einige Patienten, die ihre Vitalität nur mit einer tierischen Diät halten können. So lange die Krankheit gut durch die Arzneimittel in Schach gehalten wird, müssen keine strengen Regeln festgelegt werden; aber wenn sie fortschreitet, muß alles, was Veränderung zum normalen Gewebe aufhält, sorgfältig vermieden werden: Tee, Kaffee, Alkohol; ebenso alles, was die Bildung von Harnsäure fördert: Fleisch, Eier, Fisch und Hülsenfrüchte, Erbsen, Bohnen und Linsen. Obst fast jeder Art kann so viel gegessen werden, wie gewünscht wird, und sollte möglichst ungekocht genossen werden. Nüsse und nußhaltige Nahrungsmittel sind ebenso nützlich, auch getreidehaltige Nahrung und Käse. Ich habe nichts gegen gekochte Milch beim Essen einzuwenden, die ja eine andere Wirkung als ungekochte Milch hat, und Käse ist ein wertvoller Ersatz für Fleisch, wenn Fleisch verboten ist. Er wird am besten auf irgendeine Art gekocht verwendet, etwa mit Maccaroni.

Bevor ich schließe, muß ich noch ein Wort zu einem anderen Thema sagen. In Fällen der beschriebenen Art hängt es oft von einer scheinbar unbedeutenden Sache ab, ob der Ausgang ein fatales Resultat oder eine Wiederherstellung der Gesundheit ist. Eine Person mit guter Gesundheit kann sich auf viele Arten übernehmen und wird sich wieder davon erholen; aber jemand mit einer ernsten Krankheit kann dies nicht ohne das sehr große Risiko tun, daß die Krankheit die Arzneimittel überflügelt. Körperübungen sind ausgezeichnet unter der Voraussetzung, daß der Patient in einem Zustand ist, in dem er sie verkraften kann; aber ein Marsch, der eine Viertelmeile zu lang ist, kann einen Grad von Erschöpfung hervorrufen, von der man sich nicht wieder erholen kann. Dasselbe kann man von frischer Luft sagen. Frische Luft ist ausgezeichnet, um die Vitalität aufrecht zu erhalten, aber wenn dies auf Kosten von Erschöpfung erlangt wird, ist viel mehr Schaden als Gutes getan, und dies gilt sowohl für einen erschöpfenden Ritt als auch für eine erschöpfende Wanderung. Patientinnen mit Tumoren der Brust sollten ganz besonders die Überanstrengung der Arme vermeiden. "Magenverstimmung" ist eine sehr häufige Beschwerde von Krebspatienten, und es empfiehlt sich sehr, darauf zu bestehen, daß vor wie auch nach einer Mahlzeit eine Ruhepause von nicht weniger als einer halben Stunde eingelegt wird. In jedem Falle ist Erschöpfung für diejenigen schädlich, die eine zarte Gesundheit haben, aber es ist besonders schlecht, wenn man sie sich kurz vor einer Mahlzeit zuzieht. Der Organismus ist nicht in der richtigen Verfassung, die aufgenommene Nahrung zu assimilieren, wenn er in einem Zustand der Erschöpfung ist. Wenn man aber eine Ruhepause vor der Mahlzeit genießt, dann wird dieser Gefahr vorgebeugt.

SANICULA AQUA

SANICULA

aus: John Henry Clarke, Dictionary of Practical Materia Medica
Übersetzung: Thomas von Reumont, Göttingen 1989

Zeichenerklärung:

<: wird schlechter durch, Verschlechterung durch

>: wird besser durch, Besserung durch

[2]: In der entsprechenden Rubrik im Kent - Repertorium ist Sanicula nicht enthalten und kann ergänzt werden.

[3]: In der entsprechenden Rubrik im Synthetischen Repertorium ist Sanicula nicht enthalten und kann ergänzt werden.

( ): Klammern beinhalten geheilte Symptome

SANICULA

Sanicula aqua. Eine Mineralwasserquelle in Ottawa, Illinois, USA. (Enthält Nat-m., Calc-m., Calc-bicarb., Calc-s., Mag-m., Nat-bicarb., Nat-bro., Nat-j., Fe-bicarb., Nat-jod., Sil., Alum. und Spuren von Lith-bicarb., Nat-p. und Borax.)
Dilution des Quellwassers, Trituration des Salzes nach Verdunstung. (Dieses Mittel ist manchmal verwechselt worden mit der Pflanze Sanicula Marylandica, Kammschlangenwurz (und in Deutschland mit der Waldsanikel, Sanicula europaea, Anm. d. Übers.))

Klinisch.
- Abmagerung. Abschürfungen. Amenorrhoe. Asthma. Bienenstich. (Darmsand.) Diabetes. Diarrhoe. Dickbäuchige Kinder. Ekzem. Enuresis. Erbrechen, von Milch, von Wasser. Fluor. Furunkel, blind. Fußschweiß. Gastritis. Hals, Wundheit innen. Handgelenk, Furunkel am. Hornhautgeschwür. Husten. Influenza. Juckreiz. Kondylome. Konjunktivitis. Kopfschuppen. Krätze, unterdrückt. Leber, Wundheit. Leibknurren. Lumbago. Melancholie. Milch, dünn. Mund, wund. Nächtliches Entsetzen. Nase, Krusten in der. Neuralgie. Neurastenie. Oberschenkelneuralgie. Obstipation, der Kinder. Ophthalmie. Ossifikation, vorzeitige. Os uteri, geweitet. Ozaena. Rachitis. Rektum, Krampf im. Rheumatismus. Schultern, Rheumatismus in den. Schwäche. Schwangerschaft, Erkrankung in der, Wassersucht in der. Schweiß, übermäßig. Seekrankheit. Skorbut. Steißbein, Wundheit des. Uterus, Prolaps, Wundheit, (Tumor). Verdauung, langsam. Verdauungsschwäche. Wassersucht, während der Schwangerschaft. Wechselfieber. Zahnfleischgeschwüre. Zahnschmerzen. Zunge, Ringelflechte auf der, Brennen.

Charakteristika.
- Das Wasser der **Sanicula** - Quelle hat weder Geruch noch Farbe und einen annehmbaren und leicht alkalischen Geschmack. Es wurde von J.G. Gundlach geprüft, der es mit seiner Familie über ein Jahr lang trank. Als er im September 1890 in H.P. schreibt, sagt Grundlach: "Obwohl gute 5 Jahre seit der Prüfung vergangen sind, leiden wir (also meine Familie) immer noch unter den Auswirkungen und werden sie, fürchte ich, niemals völlig überwinden, da fast alle Symptome immer noch wiederkehren." Sherbino prüfte **Sanic**. in den Potenzen, und eine große Anzahl der Symptome beider Prüfungen sind bestätigt worden. Wir haben in **Sanic**. eine der bestgeprüften Arzneien der Materia Medica, ein Polychrest und Antipsoricum von weitreichender Bedeutung.
In meinem Schema übernahm ich die Anordnung von Frank W. Patch im Med. Adv. XXVIII 161. Klammern zeigen geheilte Symptome an. Die Kachexie von **Sanic.** ist ihr ausgeprägtester Charakterzug: Schwäche, Auszehrung, Jucken, schlecht durchblutete Haut, pickeliges Gesicht, "schmutzige, schmierige, und bräunliche" körperliche Erscheinung, skro-

phulöse Augenentzündung und Hautausschläge, kalte, klebrige Hände und Füße, widrig stinkender Fußschweiß, reichlich Schweiß an Hinterkopf und Nacken, trockenes, glanzloses Haar, dicke Schuppen der Kopfhaut und Augenbrauen, langsame Verdauung, Verstopfung, oder auch Durchfall, Stuhl wird grün, dickbäuchige, rachitische Kinder. Auf der anderen Seite hat **Sanic.**, wenn es von einer schwangeren Frau eingenommen wurde, vorzeitigen Schluß von Knochennähten und Fontanellen vor der Geburt verursacht. Den geistigen Zustand der **Sanicula** - Kachexie charakterisiert ein Mangel an Energie mit unbeständigen Absichten; springt von einer Arbeit zur nächsten, ohne jemals irgendetwas zu beenden. Auch kommen häufig Depressionen vor, mit einem Gefühl von bevorstehendem Unheil. Kinder sind widerspenstig, eigensinnig, werden zornig und werfen sich zurück. Die Verdauung ist langsam. Kinder erbrechen Milch, zum Teil dick geronnen, bald nach dem Stillen. Die Menses sind unregelmäßig, verspätet, spärlich, von Schmerzen begleitet. Die Erregbarkeit der Nerven ist übersteigert, und allgemeine und örtliche Unverträglichkeit der geringsten Erschütterung kommt vor. Das führt zu seiner erfolgreichen Anwendung bei Reise- und Seekrankheit.

Die geringe Vitalität von **Sanic.** zeigt sich in der feuchtkalten Klebrigkeit auch anderer Teile als der Hände und Füße. Sherbino berichtet folgenden Fall: Herr F. hatte Neuraligien im Steißbein-, Kreuzbein- und Lendenbereich, < durch jede Bewegung, Umdrehen im Bett, Aufstehen von einem Stuhl und Bücken, > wenn er sich ruhig verhielt. Teile empfindlich gegen Berührung. **Empfindung von Kälte im Lumbal- und Sacralbereich, als wäre da ein kaltes Tuch**. Füße kalt und klebrig. **Sanic.** 10 M heilte, nachdem andere Mittel fehlschlugen. Der Fußschweiß erscheint sowohl zwischen den Zehen, wundmachend, als auch auf den Fußsohlen, als sei man in kaltes Wasser getreten. Auf der anderen Seite kann "Brennen der Fußsohlen, muß sie entblößen oder an eine kühle Stelle tun" und "Kind stößt die Kleidung sogar bei kältester Witterung von sich" auftreten.

Die **Gerüche** von **Sanicula** sind bezeichnend. Der Stuhl riecht nach vergammeltem Käse, und durch kein noch so häufiges Waschen wird man das los. Der Flatus hat denselben Geruch. Absonderungen aus der Vagina und Kondylome am Penis riechen nach **Fischlake**. Dies führte zu einer Anzahl Heilungen. Der Verdauungstrakt bei **Sanic.** ist völlig durcheinander. Speisen hinterlassen lange einen Nachgeschmack, der sauer wird. Kinder erbrechen Milch, die wie Schmierkäse aussieht. Appetit ist vermehrt - Hunger vor den Mahlzeiten- oder durcheinander. Verl. nach Salz; Verl. nach fettem Speck, der <. Essen verursacht Stuhldrang, muß vom Tisch aufstehen. Großer Durst, trinkt wenig und oft, erbricht, sobald es im Magen ankommt.

Harn- und Stuhlinkontinenz. Drängen von Blähungsabgang, muß die Beine übereinanderschlagen, um Stuhl zurückzuhalten. **Sanic.** ist ein großartiges Mittel bei Verstopfung sowie bei Durchfall. Kein Stuhldrang, bis sich eine große Menge angesammelt hat. Nach großer Anstrengung schlüpft der teilweise ausgetretene Stuhl wieder zurück. Umfangreiche Entleerung kleiner, trockener, grauer Bälle, die mechanisch herausgebracht werden müssen. Viereckiger Stuhl, wie mit einem Messer ausgeschnitten. Durchfall veränderlich in Art und Farbe: Wie Rührei; schaumig, grasgrün; wird grün durch länger stehen; wie Schaum auf einem Froschteich. Wundheit der Haut an Anus, Perineum und Genitalien tritt auf. Genauso wie Schwäche von Rektum und Blase erscheint Schwäche des Uterus mit Nach- unten-Drängen als ob der Beckeninhalt austritt; muß die Hand vor die Vulva halten, um es zu verhindern. Gehen, Stolpern oder Erschütterung < es, und ebenso schmerzhafte Wundheit des Uterus. Sherbino berichtet den Fall einer Frau X., die mehrere Jahre in einer schlechten Verfassung war. Groß, anämisch. Muß zu oft und zuviel Wasserlassen, steht nachts mehrmals auf. Urin klar, blaß. Hat Leukorrhoe, reichlich, von verschiedener Farbe, manchmal milchig, dann gelb, < während Stuhl. Schwach und erschöpft, Rumpeln in den Eingeweiden vor dem Essen, > nach dem Essen und wenn der Magen voll ist. Hände kalt, klebrig; ebenso Füße, < bei kaltem Wetter; Strümpfe immer feucht. Zwei Gaben **Sanic.** 10 und 50 M beseitigten das ganze Problem.
H.C.Morrow betrachtet **Sanic.** als das chronische **Chamomilla.** Er berichtet den Fall eines Babys, das einen Sommer lang an Durchfall erkrankt war. Morrow heilte es mit **Sanic.** 50 M, wobei ein eigentümliches Symptom in dem Fall war, daß der Junge so dünn, wie er war, **auf etwas Hartem liegen wollte**. Morrow hatte selbst seit der Kindheit an den Folgen einer unterdrückten Krätze gelitten. Bei seinen Symptomen fand sich: "Gefühl, als hätte er feuchtkalte Strümpfe an" und "Schweiß an Kopf und Nacken, wenn

eingeschlafen, macht rundherum das Kopfkissen naß." **Calcium** brachte keine Erleichterung. Sherbino riet zu **Sanicula**, und nachdem er es genommen hatte, befand sich Morrow bei besserer Gesundheit, als er 20 Jahre lang gewesen war. Morrow berichtet des weiteren folgende Fälle: (1) Eine Dame war ein Jahr lang verstopft. Mußte sich furchtbar **anstrengen**, um den Stuhl herauszubringen; manchmal war er so groß, hart und trocken, daß sie genötigt war, ihn mit den Fingern herauszuholen. Sanicula brachte Erleichterung. (2) Eine Feigwarze an der Glans penis, mit einer Absonderung an der Oberfläche, die **nach Fischlake roch. Sanic.** heilte. Gundlach berichtet folgende Fälle: (1) Frau K. fühlte einen drohenden Fieberanfall. Traurig und verzagt. Hatte Fieber mit Kopfschmerzen in der vorhergehenden Nacht, aber keinen Durst. Mund trocken, Zunge belegt, schlechter Atem; an der Innenseite der Lippen und Wangen viele kleine aphthöse Geschwüre; kein Appetit; Darm verstopft; müdes, taubes, lahmes Gefühl in den Gliedern; frostig, verlangt nach Wärme, wobei sich der Kopf an frischer Luft besser fühlt. **Sanic.** 10 M alle 3 Stunden half. (2) Herr C. klagte darüber, daß sich sein Gaumen wie verbrüht anfühle, wenn er etwas warmes in den Mund nahm, besonders heiße Getränke. Raucher haben diese Art wunden Mund, aber Patient war kein Raucher. Gundlach erinnert sich an seine eigenen ähnlichen Symptome bei der Prüfung und gab **Sanic.** 10 M, das prompt den Zustand beseitigte. (**Sanic.** verursacht ein so starkes Zungenbrennen, daß sie zum Kühlen herausgestreckt werden muß: hier findet sich die "< durch Wärme" des Mundes wieder.) (3) Gundlachs Pferd war krank, wollte nicht fressen, Eingeweide verstopft, Stuhl dunkel und wenig. Müde, rieb seinen Schweif bei jeder Gelegenheit, bis fast das ganze Fell durchgerieben war. Ein Tierarzt (...) sagte, das Zahnfleisch sei geschwollen und wund und müsse eingeschnitten werden. Das Zahnfleisch war wund und geschwollen, Maul schleimig, Zunge belegt. **Sanicula** 10 M wurde dreimal täglich gegeben, und es waren keine Einschnitte mehr nötig. In ein paar Tagen war er wieder in Ordnung.

Sherbino nahm einem Mann mit **Sanic.** 10 M und 50 M folgende Symptome, der an den Nachwirkungen einer Grippe und großer Arzneigabe litt: Wundheit in Magen- und Lebergegend. Leber vergrößert, große Empfindlichkeit gegen Druck oder Erschütterung. Konnte nicht lachen, ohne Magen und Eingeweide festzuhalten. > wenn der Magen voll, < wenn er leer war.

G.H. Chase berichtet den Fall eines akuten Magenkatarrhs. Patient hatte wiederholte Anfälle gehabt, die drei bis sieben Tage dauerten. Zwei Gaben **Sanic.** halfen. Die geistigen Symptome waren die hauptsächlichen Wegweiser: Reizbarkeit, die geringste Äußerung oder Handlung "regte sie auf". Verstand alles falsch. Melancholisch, traurig, niedergeschlagen, ohne Kraft. Fieber, aber **kein Durst**. Kopfschmerz, kann Licht oder Geräusche nicht vertragen. Widerlicher Atem, aber nicht von den Zähnen. Rheumatische Schmerzen in der Schulter, < links, erstreckt sich zur Brust. Nur > durch Hitze; Patientin saß mit dem Rücken zum Feuer. Gundlach berichtet diesen ähnlichen Fall: Frau W., 55, hatte nach einer heftigen Erkältung vor zwei Tagen starke Schmerzen in den Nacken-, Schulter- und oberen Rükkenmuskeln, Schmerz gleichbleibend, aber wurde scharf durch Versuche, ihre Hand zum Kopf oder nach hinten zu führen. Konnte sich nicht umsehen, ohne den ganzen Körper mit herumzunehmen. < durch Kälte oder Bewegung; > durch Wärme und Ruhe, bis sie es müde wird, Kopf und Körper in einer Position zu halten, wenn sie sie bewegen muß. **Sanic.** 30 brachte schnelle Hilfe.

C.M.Boger berichtet den Fall eines hellhaarigen Zimmermanns, der einen hackenden Husten aus der Luftröhre morgens nach dem Aufstehen und abends hatte. Gelegentliches Niesen den Tag über. Krustige Geschwüre im rechten Nasenloch. Dumpfer Schmerz in den Stirnhöhlen, < beim Bücken. Schmerz in allen Rückenmuskeln, Stiche nach oben, < durch Bewegung. Fußschweiß, macht die Füße wund, die Strümpfe steif, zerstört die Schuhe. Juckender Ausschlag über dem Sternum. Juckende Pickel auf dem Steißbein. **Sanic.**. 10 M half.

Gundlach berichtet von diesen zwei Fällen von Verstopfung: (1) Herr A., immer daran gewöhnt, Pillen zu nehmen. Kein Stuhl, kein Drang fünf Tage lang. Dumpfer Stirnkopfschmerz mit Schwindel; Bücken oder plötzliches Aufrichten verursacht Schwindel. Beim Gehen wird er blind und verwirrt, muß still stehen, bis es vorbeigeht. Wenig Appetit, Zunge groß und schlaff, gelblich belegt. Schlechter Geschmack am Morgen; manchmal Magen voll und Beklemmungsgefühl nach Essen; Gasansammlung. Stuhl spärlich und benötigt große Anstrengung zur Entleerung. Gefühl "nicht fertig" nach Stuhl. **Sanic.** 10 M heilte schnell und vollständig. (2) Frau R., 20, ihr Leben lang verstopft. Eine Woche vergeht ohne Stuhldrang. Große Anstrengung nötig, um Stuhl herauszubringen, der manchmal zurückschlüpft. **Sanic.** 30 half sofort.

W.J.Guernsey berichtet mehrere Fälle von unregelmäßigem Stuhlgang bei Kindern. (1) R., einen Monat alt, hat einen wunden Mund. Zusammenfahren beim Erwachen aus dem Schlaf. Stuhl schwierig mit Anstrengungen. **Sanic.** 10 M heilte in wenigen Tagen. Drei Monate später hatte dasselbe Kind Schwellungen um die Augen. Absonderung von Wasser aus der Nase. Reibt ständig die Nase, sieht erschreckt aus. **Sanic.** 10 M heilte in fünf Gaben. (2) B., vier Monate, Stuhl locker, grün. Unruhe nachts. Magert ab. Augen sehen sehr matt aus. Hat wunden Mund gehabt, von der Mutter mit Boraxwaschungen beseitigt. **Sanic.** 10M, 50M und CM heilten nach und nach. (3) S., sieben Monate alt, Stuhl locker und reichlich. *Stuhl wird beim Stehen blaß.* Viel Wasserlassen. Erbricht große Mengen Milch. Erwacht schreiend vor Schrecken. **Sanic.** 10 M. Alle Symptome verschwanden, aber ein großes Furunkel erscheint rechts am Hintern, das aber weniger schmerzhaft war, als es seine Größe erscheinen ließ, und sich durch fünf Öffnungen innerhalb einer Woche entleerte, worauf schnelle Genesung folgte. Guernsey wählte **Sanic.** wegen des Symptoms in Kursivschrift, das das **genaue Gegenteil** des besonderen **Sanic.**-Zustandes darstellt, und das bei keinem anderen Mittel beschrieben ist. Gegensätze wie auch Ähnlichkeiten können als Anzeigen dienen.

Gundlach berichtet von diesen Fällen: (1) Drucker, 40, litt seit einigen Wochen an den Folgen von Überarbeitung. Dumpfer Schmerz in der Stirn und über den Augen; Gefühl, als würden die Augen in den Kopf zurückgedrückt werden; < im warmen, geschlossenen Zimmer; bei Gebrauch des Verstandes; > in frischer Luft. Die Gedanken schweifen ab beim Versuch, den Verstand zu gebrauchen. Kann nicht bei einer Sache bleiben. Kein Appetit. Schlechter Geschmack, weiß belegte Zunge, < morgens. Trockener Mund ohne Durst. Fürchtet, den Verstand zu verlieren. **Sanic.** 10 M heilte. (2) Frau H., 45, ständig fröstelig vermischt mit Hitzewallungen. Frost < morgens, sogar durch Umdrehen im Bett; > durch äußere Wärme. Frost zu unregelmäßigen Zeiten; breitet sich von unten nach oben aus. Während Frost will sie bedeckt sein; während Hitze aufgedeckt. Schmerzen und Wehtun in den Gliedern, fühlt sich wund und zerschlagen, Muskeln wie auch Knochen; kann die Hände nicht zum Kopf oder nach hinten führen wegen Schmerz in der Schulter. Kopf dumpf, schwer. Wärme > die Schmerzen, aber < den Kopf. Schlechter Geschmack; will saure Sachen; etwas Durst im Fieber; Urin dunkel, spärlich. **Sanic.** 10 M heilte.

J.H.Allen bemerkte, daß in den Fällen von Augenerkrankungen bei **Sanic.** ausgeprägte Lichtscheu bei wenig Entzündung besteht. Die Fälle, die er heilte, hatten folgende Symptome: Muß beständig die Augen schließen, dabei furchtbare Absonderung einer dicken, gelben, grünlichen Masse, die jede Stelle, die sie berührt, wund macht. Ein Kind hatte zusätzlich grünliche Absonderung aus der Nase, Nasenlöcher und Lippen wundmachend.

Eigenartige Empfindungen sind: Kopf wie offen und Wind weht hindurch. Von kaltem Stoff um das Gehirn. Die ganze Kopfhaut wie zum Scheitel hochgezogen. Kälte in der Kehle. Kehle wie zu weit. Als sei der Rücken in zwei Teilen. Als ob die Lumbalwirbel aneinander vorbeigleiten, besonders beim Schaukeln in einem Stuhl. Gefühl von Verwirrung. Es besteht große Angst vor der Dunkelheit; beständiges Verlangen, hinter sich zu sehen. Träume von Räubern. "Stuhl voll von gezackten Teilchen" läßt an das Phänomen denken, das als "Darmsand" bekannt ist. Viereckiger Stuhl ist auch eigentümlich. Die Symptome sind < durch Berührung. Kinder können Annäherung nicht ertragen. Im Bett kann man es nicht ertragen, neben jemandem zu liegen oder jemanden zu berühren. Kann es nicht ertragen, daß sich Teile untereinander berühren; Schweiß, wo sich Teile (z.B. gekreuzte Schenkel) berühren. Der Teil, auf dem man liegt, schwitzt. Muß die Kleidung lösen. Leichter Druck < mehr als starker. < durch Anstrengung; vom Fahren im Wagen. < durch Hinabsteigen. < Bewegung; Hochheben der Arme; die Arme hinter den Rücken legen; arbeiten. < Stolpern, Gehen, Erschütterung. Husten verursacht Bersten am Scheitel. > Ruhe. < Vorbeugen des Kopfes; > ihn zurücklegen. Erwacht nachts mit den Armen unter dem Kopf. Beim Erwachen reibt sich das Kind Augen und Nase mit der Faust. Licht und Lärm <. Essen <. Stuhldrang beim Essen. Auch < vor dem Essen (Hunger); und > nach dem Frühstück; und wenn der Magen voll ist. Schlucken <.> Erbrechen. < mittags. > in freier Luft. < im warmen Raum (Kopf- und Hautsymptome besonders). > Wärme; wickelt den Kopf bei kaltem Wetter ein. < Kaltwerden nach Laufen (Kieferschmerz). < durch Luftzug, besonders kalter Luft. Kann keinen kalten Wind an Hinterkopf und Nacken vertragen. < durch Wechsel, besonders zu feuchtem Wetter. Periodizität, Frost jeden zweiten Tag. Prüfungssymptome kamen fünf Jahre lang wiederholt zurück. Rauchen < Aufstoßen, > Übelkeit. Schmerzen gehen von rechts nach links; von vorne nach hinten; und von hinten nach vorne; verlagern sich oft.

Beziehungen.

- W.J. Guernsey betrachtet *Sanic.* als das chronische *Chamomilla. Vergleiche:* Die Bestandteile des Wassers, besonders *Nat-m.* und *Calc.* Furcht vor Abwärtsbewegung, *Bor.* Kopfschweiß, *Calc., Sil.* Wundheit hinter den Ohren, dickflüssige Absonderung, *Graph, Psorinum.* Ringelflechte auf der Zunge, *Nat-m., Ran-s., Tarax.* Trinkt wenig und oft, erbricht, sobald es den Magen erreicht, *Ars.* Symptome verändern sich ständig, *Lac-c., Puls.* Sphinkter nicht unter Kontrolle, *Aloe.* Stuhl schlüpft zurück, *Sil., Thuj.* ; muß mechanisch entleert werden, *Sel.;* zerbröckelt am Anus, *Mag-m.* Stuhlgeruch bleibt trotz Baden, *Sulf.* Wundheit am Anus, *Sulf-, Lyc., Cham.* Hält die Hand vor die Vulva zum Abstützen, *Lilt-t., Murx.* Übelriechender Fußschweiß, *Graph., Psor., Sil.* Brennende Fußsohlen, *Lach., Med., Sang., Sulf., Calc.* Stößt die Kleidung bei kältestem Wetter von sich, *Hep., Sulf.* Runzelige Nackenhaut, hängt in Falten, *Abrot., Jod., Nat-m., Sars.* Erbricht "Schmierkäse", fällt nach dem Erbrechen in Schlaf, *Aeth.* Fischlakengeruch, *Calc.* (Rektum), *Graph.* (Geschwürschorf), *Med.* (Feuchtigkeit aus dem Anus), *Tell.* (Absonderung Ohr), (Trimeth.). Stuhl beim Essen, *Ferr., Trom.* Husten durch Lachen oder Reden, *Phos., Arg-n.* Süßer Auswurf, *Sang., Stann.* < Arme heben, *Bar-c., Con., Cupr., Ferr., Led.* Symptome nehmen bis Mittag zu und danach ab, *Sang., Spig.* Träume von Räubern, *Nat-m.* Schreien vor dem Wasserlassen, *Lyc.* Fürchtet Dunkelheit, *Grin., Stram.* Fürchtet Berührung, *Cina, Ant-t., Arn.* See- und Zugkrankheit, *Arn., Cocc., Tab.* Kopfschmerz vom Genick zu den Augen, *Sil., Sang.* Hüllt den Kopf ein, *Mag-m., Sil., Psor.* Geistige Unruhe beim Lesen, *Dros.* Depression mit Gefühl bevorstehenden Unheils, *Calc.* Reizbarkeit, *Cham., Con.* Kind reibt Nase und Augen beim Erwachen, *Scil.* Haar glanzlos, *Alm.* (Alum?), *Kalc-c.* Klinker (Absonderung harter, elastischer Pflöcke aus der Nase), *Kali-bi.*

Verursachung.

- Überanstrengung. Erschütterung.

SYMPTOME

1. Geist und Gemüt.

- Unbeständige Absichten.- Wechselt ständig die Tätigkeit.[3] - Energiemangel. - Vergeßlich. - Depression; Verstand wandert von einem Gegenstand zum nächsten, sogar in der Unterhaltung.[3] - Nervöse Reizbarkeit. - Mißversteht Handlungen anderer. - Kind halsstarrig und eigensinnig, schreit[3] und tritt[3], besonders 21.oo bis 24.oo Uhr. - Halsstarrige, üble Laune bei Kindern wechselt schnell ab mit Lachen und Verspieltheit. - Tiefe Depression; empfindet, daß sie niemand liebt, jeder haßt sie, will mit niemandem etwas zu tun haben, allerkleinste Sorgen sind unerträglich. - Furcht vor bevorstehendem Unheil.[3] - Ruheloses Verlangen, von einer Stelle zur andern zu gehen,[3] starke Abneigung gegen Dunkelheit. - Beständiges unwiderstehliches Verlangen, hinter sich zu sehen[3]. Möchte fluchen[3] (intermittierendes Fieber)- - (Kind will Tag und Nacht in ständiger Bewegung sein.) - Abneigung gegen Berührung. - Ruhelosigkeit, nicht > durch Bewegung. - Regt sich leicht auf, über eine kleine Äußerung oder Handlung[3]. - Vergißt gewöhnlich Einzelheiten von Dingen, mit denen er unlängst beschäftigt war. - Fürchtet sich vor der Arbeit wegen Schwäche und Erschöpfung.

2. Kopf.

- Wunderliches, wahnsinniges, verrücktes Gefühl im Kopf: - Schwindel: beim Aufstehen vom Bücken; beim Sitzen am Tisch oder Schreibtisch; nach dem Essen; mit Übelkeit, muß den Kopf irgendwo anlehnen, um nicht umzufallen. - Schwindelig beim (Teig-)Kneten mit Kopfkongestion[2] und Verlangen nach kühler Luft. - Gefühl wie seekrank nach einem Ausritt im Dunkeln. - Matte, erstickende Empfindungen mit großem Verlangen nach frischer Luft. - Nervöse, trunkene Empfindung . - (Blindheit [2] und Schwindel [2] beim Gehen[2]. - Abwärtsbewegung des Fahrstuhl verursacht ein Gefühl, als ob alles unter ihr nachgibt und die Schädeldecke wegfliegt.) - Dumpfes, schweres Gefühl[2] im Kopf; steigt vom Nacken auf und erstreckt sich zur Stirn und den Augen; beim Erwachen[2]. Empfindungen morgens beim Erwachen, als hätte man auf einem harten Brett gelegen[3]. - Dumpfer Kopfschmerz vorne[2] mit scharfem, schießendem[2] Schmerz vom rechten

Hinterkopf[2] zur rechten Stirn[2] und Auge[2], endet mit der Empfindung, daß das Auge für einen Moment gepackt und zurückgedrückt[2] würde. - Dumpfer Kopfschmerz vorne, < durch Vorbeugen des Kopfes[2] (Lesen oder Schreiben), oder im warmen, geschlossenen Zimmer; > Zurücklehnen des Kopfes und in kühler, frischer Luft. Kopfschmerz wechselt von rechts nach links[2]. - Schmerz im Kopf < von Zugluft, besonders wenn kalt. - Gefühl, als sei der Kopf offen und der Wind weht hindurch. - Manchmal Einhüllen des Kopfes[2], sogar im Sommer, um ihn vor Wind zu schützen. - Kopfschmerz < Hinlegen; > Fahren in frischer Luft. - Dumpfer, gleichbleibender Schmerz im Stirnbein, < über dem linken Auge[2]. - Schmerz wandert von der Stirn zum Hinterkopf[2]. - Empfindung von Kälte im Gehirn. - Gefühl wie von kaltem Stoff um das Gehirn. - (Kopfschmerz jede Woche[2], dauert zwei oder drei Tage, mit Übelkeit[2] und Erbrechen[2]. - Kopfschmerz vom Scheitel hinunter zum Hinterhaupt[2]. Schmerz vom oberen Teil der Wirbelsäule unter dem Kiefer herum durch zur Kehle, mit zusammenziehendem Gefühl, < rechte Seite und durch Schlucken. - Neuralgische Schmerzen an Kopf und Gesicht, nachdem kaltem oder warmem Wind ausgesetzt. - Schmerz vom Hinterkopf zum Gesicht, manchmal von der Höhe der Schultern herauf, < rechte Seite. - Kopfschmerz < durch Licht oder Lärm. - Neuralgische Schmerzen über dem rechten Auge.) - Kopfhaut fühlt sich an wie vom hinteren und vorderen Teil zum Scheitel zusammengezogen, gerunzelt, verursacht Verlangen, die Augenbrauen zu heben und den Kopf zurückzulehnen; < gegen Mittag, > abends; < Bewegung, Vorbeugen des Kopfes, Lärm, Erschütterung, Stolpern; > Ruhe, Hinlegen, Schlaf. - Hinterkopf empfindlich gegen Druck. - Starke Ansammlung von Schuppen oben auf dem Kopf, mit Jucken, wenn der Kopf warm wird,; kann kalten Wind am Hinterkopf oder Nacken nicht ertragen. - Kind schwitzt reichlich am Hinterkopf und Nacken[2] im Schlaf, das Kopfkissen wird rundherum naß. - Dünnes, spärliches, trockenes[2], glanzloses[2] Haar. - Haar elektrisiert, knistert beim Kämmen. - (Haarausfall. - Kleine Furunkel am Kopf, die nicht reifen.)

3. Augen.

- Trübe Sicht[2], sieht manchmal doppelt[2], oder Buchstaben laufen zusammen[2]. Gefühl, als ob eine weiße Wolke vor den Augen vorbeischwebt, mit

Sehverlust und Schwäche. - Augen fühlen sich morgens beim Erwachen schwach und wund^{2} an, Licht ist zuerst schmerzhaft^{2}. - Augen brennen^{2}, schwitzen eine zähe Flüssigkeit aus, die in einigen Stunden am Lidrand^{2} trocknet und weiße Schuppen bildet. - Brennen und Schmerzen der Canthi. - Lider rot und entzündet. - Kleine, rötliche Geschwüre auf dem rechten Unterlid, die nach Entfernung des gelben Schorfes brennen. - Geschwürbildung an den Lidrändern, erstreckt sich auch über die Hälfte des rechten Oberlides, mit Lichtscheu, Jucken und Brennen. - Erwacht mit Trockenheit des ganzen Auges und dem Gefühl, daß der Augapfel am Lid klebt. - Katarrhalische Ophthalmie^{2}, mit reichlicher, gelber Absonderung; erst linkes Auge, dann rechtes. - Lider morgens verklebt. - Augen wund bei Bewegung^{2}. - Geschwüre auf der Cornea. - Photophobie. - Augen < nachts. - Katarrhalische Konjunktivitis^{2}, Lider geschwollen, Augäpfel rot. - (Chronisch wunde Augen. - Skrophulöse Ophthalmie^{2}. - Augensymptome > morgens, < mittags, immer noch < wenn der Tag fortschreitet. - Tränenfluß im Wind, kühler Luft^{2} oder durch kalte Anwendung. - Starke Schwellung der Lider, große Anstrengung nötig, um sie offen zu halten.)

4. Ohren .

- Tubenkatarrh. - Verstopftes Gefühl im linken^{2} Ohr. - (Wundheit hinter den Ohren mit Absonderung einer weißen, klebrigen, zähen Substanz.)

5. Nase.

- Nase wund^{2} und verstopft^{2} durch gelbe^{2} Krusten. - Absonderung: dünne, scharfe^{2} Tropfen; dick, gelblich, grün, reichlich^{2}; dicke, honigartige Krusten; weiß, haftend, zäh; schwarze Blutklumpen; blutige Lymphe; haufenweise, gelb; < drinnen^{2} und nach Essen^{2}. - Niesen und Nasejucken. - Wundheit, Empfindlichkeit oder Geschwürbildung der Nasenflügel. - Quieken oder Knarren von vorne nach hinten nach Naseschneuzen.

6. Gesicht.

- Kleine, rote Pickel, die meisten auf der linken Wange. - Anhaltender dumpfer Schmerz entlang des Oberkieferknochens, erstreckt sich zur linken Schläfe^{2}, > durch Wärme, < durch Kälte. - Dumpfes Schmerzen im rechten Oberkiefer durch Abkühlung^{2} nach Laufen. - Anhaltender dumpfer

Schmerz einer Gesichtsseite und Schläfe; ziehen der Muskeln. - Gesichtsschmerz rechte Seite in Oberkiefer[2] und Zähnen, erstreckt sich zur Schläfe[2], < durch kalte oder heiße Getränke[2] und den leisesten Wind[2] an Kopf oder Gesicht. - Akne an Auge und Wange. - Wundheit der Oberlippe[2]. - (Reichliche blättrige Schuppen an Augenbrauen[2] und Bart[2]. - Große Schorfe auf der Unterlippe, zupft sie ständig ab[2], bis sie bluten.) - Juckende Ausschläge im Bart, besonders unter dem Kinn[2]; < wenn warm[2]. - Bläschenausschlag auf Lippen und Kinn.

7. Zähne.

- Zähne empfindlich gegen kalte Luft[2], als ob sie sehr dünn seien. - Zahnfleisch wund[2] und schmerzhaft[2]; < durch Essen[2]. - Zahnfleischgeschwüre[2]. - (Zähne fühlen sich an wie zu lang. - Schmerz in den rechten[2] Zahnnerven, erstreckt sich zu Kopf[2] und Nacken; fühlt, daß sie besser würden, könnte sie die Zähne herausnehmen und es bluten lassen: < nachts[2] und durch Hinlegen; muß aufstehen[2] und herumlaufen[2]; für einen Moment > durch Zusammenbeißen der Zähne.)

8. Mund.

- Beim Erwachen dunkelbrauner Streifen entlang der Mitte der Zunge[2], die belegt und trocken[2] wie Leder[2] ist. - Zungenränder kommen an den Seiten hoch. - Zunge klebt am Gaumen. - Dicker, gelber Belag auf dem Zungenhintergrund. - Unangenehmer, pappiger Geschmack im Mund morgens. - Unter der Zunge eine Menge schmerzhafter Geschwüre. - Brot schmeckt trocken[2] und schal. - Zunge groß[2], schlaff. - (Zungenbrennen, muß sie zum Kühlen herausstrecken. - Ringelflechte auf der Zunge.) - Gaumen fühlt sich an wie roh; > durch warme oder heiße Getränke, Speisen etc. - Große, schmerzhafte Geschwüre in der Mitte des Gaumens. - Mund und Innenseite der Lippen eine Menge schmerzhafter[2] Geschwüre; Kind kann kein Essen zu sich nehmen. - Große Trockenheit von Mund und Zunge[2], ohne Durst. - Schwellung der Sublingualdrüsen mit gelegentlicher Absonderung eines Teelöffelvoll einer salzigen Flüssigkeit . - Widerlicher Atem. - (Weiße Aphthen auf den Lippen und im Mund, die mit den Fingern abgekratzt werden können. - Skorbut[2] mit reichlichem Speichelfluß[2] am Tag; > nachts. - Reichlicher Fluß weißen[2], klaren, durchsichtigen, fadenziehenden Speichels bei der Zahnung; < beim Erwachen und am Tag; > im Schlaf und nachts. - Brennen im Mund[2], besser durch kaltes Wasser[2] oder Einatmen in kühler Luft. - Wunder Mund[2] der Kinder, mit atrophiertem, weißem Aussehen wie geronnene Milch.)

9. Innerer Hals.

- Geschwüre mit gelblicher Basis auf den Tonsillen[2]. - Wundheit[2] zu beiden Seiten der Uvula, geht auf die hintere Nasenöffnung über, mit Schmerzen beim Schlucken[2]. - Hals und hintere Rachenwand purpurfarben[2]. - Graues Exsudat auf der Rachenhinterwand. - Morgens Aushusten großer Brocken, die die Choanen[2] 48 Stunden lang verstopft hatten; hart wie gekochter Knorpel, blutig gestreift. - Fließschnupfen in den Choanen tags[2], trocken nachts[2]. - Gräuliche katarrhalische Sekretion, < morgens[2] nach dem Essen, muß vom Tisch aufstehen, um den Hals freizubekommen. - Kälteempfindung in der Kehle, als würde da ein Stück Eis hingehalten. - Kehle wie zu weit. - Heiserkeit[2] nach wundem Hals, muß sich räuspern[2], um zu sprechen. - Trockene Kehle; > Schlucken von Speichel[2] oder Wasser. - Trockenheit und Rauhheit[2] nach Schlafen in Zugluft. - Ständiges Verlangen, die Teile anzufeuchten, kann es aber nicht. - Kann Festes besser schlucken als Flüssiges[2]. - (Gefühl im Rachen und an der Uvula wie von eingeatmetem Pfefferminz[2]. - Erstickungsgefühl im Hals wie von einem Brotkrümel.)

10. Appetit.

- Großes Verlangen nach Quellwasser[3]. - Kind möchte ständig gestillt werden, magert dennoch ab[2]. - Kind verlangt nach Fleisch, fettem Speck, usw., das < . - Verlangen nach Salz. - Verlust des Verlangens nach Brot, es sei denn frisch gebacken. - Prächtiger Appetit; wird sehr hungrig, bevor es Zeit zum Essen ist. - Kein Appetit beim Frühstück[2]. - Kind ist außer sich, wenn es ein Glas Wasser sieht, trinkt gierig große Mengen[3]. - (Durst auf sehr häufige kleine Mengen[2], die erbrochen werden, sobald sie den Magen erreichen[2]. - Appetitverlust, kein Verlangen nach irgendetwas anderem als Wasser.) - Fühlt sich besser nach dem Essen.

11. Magen.

- Auftreibung des Magens, wenn man anfängt zu essen. - Fühlt sich furchtbar vollgestopft nach einer Mahlzeit[2]. - Bald nach dem Stillen kommt das ganze Essen in einem Schwall wieder hoch, und das Kind fällt in einen dumpfen Schlaf[2]. - Völle und Auftreibung des Magens bald nach dem Essen, besonders nach dem Abendessen[2] und nach Saurem[3]; muß die Kleidung lösen. - Kann stundenlang nach einer Mahlzeit kein Essen zu sich nehmen. - Speisen werden sauer und ranzig, mit brennendem Verlangen nach Wasser, das nur kurze Zeit > , dann < . - Aufstoßen sauer, ranzig, brennend[2], < nach Rauchen[3]. - Plötzliche Übelkeit während der Mahlzeit[2], erbricht das ganze Essen[2]. - Erbrechen > . - Kind erbricht Milch[2], die wie Schmierkäse aussieht; schläft nach dem Erbrechen ein. - Große, zähe Mengen geronnener Milch werden erbrochen, wie das Weiße eines hartgekochten Eies. - Milch wird bald nach dem Stillen erbrochen. - Kind erbricht, nachdem es kaltes Wasser getrunken hat[2]. - (Übelkeit[2] und Erbrechen[2] vom Fahren im Auto oder geschlossenen Wagen mit Verlangen nach frischer Luft. - Seekrankheit[2].) - Übelkeit und Magenkrämpfe beim Erwachen[2], nachts[2] oder am Morgen[2], oder morgens nach dem Aufstehen[2], ähnlich der "Morgenübelkeit"; > nach dem Frühstück[2]. - Gefühl eines Klumpens im Magen. - (Wundheit im ganzen Magen, empfindlich gegen Druck[2] und Erschütterung, kann nicht lachen, ohne Magen und Eingeweide festzuhalten, < wenn der Magen leer ist.)

12. Abdomen.

- Gluckern[2] im linken Hypochondrium, das Colon descendens hinabsteigend; < vor Mahlzeiten[2]. - Wunder, empfindlicher Schmerz links vom Nabel, wandert[2] innerhalb von drei Tagen herum zur Wirbelsäule; < durch Berührung; an dem Punkt, wo der Schmerz nachläßt, erscheint ein Bläschenausschlag[2], der sich stückweise den Weg bis zum Nabel zurück vorarbeitet, mit Brennen[2] und Stechen. - Wundheit in der ganzen Lebergegend[2]. - Leber vergrößert[2], empfindlich gegen Druck[2] und Erschütterung. - Rumpeln im linken Abdomen[2] um 21.ooUhr[2]. - Gurgeln[2] wie entfernter Donner im Verlauf des Dünndarms. - Eingeweide gebläht[2], als ob sie platzten. - Wundschmerz[2] in der Leiste[2] unter dem Poupart- Band nach dem Gehen[2].

- (Rumpeln in den Därmen vor den Mahlzeiten[2]; > nach dem Essen[2]. - Dickbäuchige Kinder, der Bauch ist der größte Teil von ihnen.)

13. Stuhl und Anus.

- Kein Stuhlgang drei oder vier Tage lang. - Nach großer Anstrengung schlüpft der Stuhl, der fast herausgebracht war, zurück. - Sogar weicher Stuhl wird nur mit großer Mühe entleert[2]. - Umfangreiche Entleerung kleiner, trockener, grauer[2] Bälle[2], müssen mit den Fingern herausgeholt werden, damit der Sphinkter nicht reißt. - Starker Schmerz im Perineum[2] beim Stuhl, als wolle es zerreißen; das ganze Perineum ist wund[2] und brennt[2] einige Stunden lang nach dem Stuhlgang[2]. - Dünner, gelber Stuhl, mindestens 25 cm lang[2], ohne große Anstrengung. - Stuhl fühlt sich an wie voll von gezackten Teilchen, sehr schmerzhaft, zerreißt den Anus und verursacht Wundheit und Bluten. -Stühle wenig und häufig, der Anfang hart[2] und trocken, der Rest weich[2]. - Verstopfung mit erfolglosem Drang. - Unmöglich, den Stuhl zu entleeren, der oft aus grau-weißen Bällen wie gebrannter Ton besteht, hart und krümelig[2] mit Geruch wie vergammelter Käse; er muß mechanisch entfernt werden. - Gelber, weicher[2], keilförmiger Stuhl wie eine Mandel, ohne Kraft, ihn herauszubringen[2]. - Stuhl großer Klumpen unverdaulichen Käsestoffs, zerrissen oder scheckig, riecht wie vergammelter oder Limburger Käse. - Stuhl gleicht Rührei. - Eine kleine Portion Stuhl schaumig[2] und von grasgrüner Farbe; die ganze Masse wird nach Stehen grün. - Stühle grün, schaumig, wäßrig, wie der Schaum auf einem Froschteich. - (Kind hat veränderliche Stühle; wäßrig, gelb, grün.) - Um 21.30Uhr haufenweise Diarrhoe mit Drängen und Hast; Stuhl gelb und stinkend, wie nach dem Genuß von Zwiebeln. - Weicher[2], zäher[2], breiter[2] Stuhl zweimal am Tag. - Stuhl, sooft man ißt[2], muß nach jeder Mahlzeit vom Tisch eilen. - Krampfschmerzen in Colon und Rektum. - Drängen durch Blähungsabgang, muß die Beine übereinanderschlagen, um zu verhindern, daß Stuhl abgeht. - (Hartnäckiger Geruch des Kindes, der irgendwie verdorbenem Käse gleicht[3], geht nicht abzuwaschen[3]; Diarrhoe. - Schmerzen vor Stuhlgang, einige > hinterher. - Schmerzen während Stuhlgang. - Gefühl "nicht fertig" nach Stuhlgang. - Stuhl wird blaß beim Stehen.) - Viereckiger Stuhl wie mit einem Messer abgeschnitten. - (Wundheit der Haut am Anus, breitet sich auf Damm, Genitalien und Leiste aus,

Haut sehr roh, wie Fleisch, mit wäßriger Absonderung[2]. - Keine Kontrolle über den Sphinkter, beschmutzt sich oft selbst, beim Stehen[2], Laufen, Spielen oder sogar nachts[2]. Entweichen von Stuhl beim Abgang von Blähungen.)

14. Harnorgane.

- Häufiger Harndrang[2] mit reichlicher Entleerung, kommt plötzlich[2] mit der Empfindung, als sei Urin am Meatus. - Urin nur mit großer Anstrengung zurückzuhalten, manchmal unmöglich, jedoch nimmt der Drang ab, wenn man dem Verlangen widersteht. - Krampfähnlicher[2] Schmerz im Verlauf des linken Ureter[2] beim Versuch, den Urin zurückzuhalten[2], zwingt zum Stehen, obwohl er wegen der Schmerzen nicht aufrecht stehen kann. - Gefühl, als würde ein harter Gegenstand, ähnlich einem Bleistift, zwischen Blase und Niere hin und her getrieben; vergeht langsam gute 15 Minuten nach Wasserlassen. - Entleert große Mengen[2] blassen[2] Urins mit niedrigem spezifischen Gewicht. - Drängendes Verlangen, Wasser zu lassen, als würde die Blase platzen. - Kind strengt sich während Stuhlgang an, Wasser zu lassen. - Harn des Kindes spärlich[2], in langen Abständen entleert. - Kind schreit vor dem Wasserlassen. - Urin färbt die Windel rot[2].

15. Männliche Geschlechtsorgane.

- Zuerst vermehrtes[3] sexuelles Verlangen, dann stark vermindert[3]. - Samenabgang zu früh[3] mit wenig Empfindung dabei. - Einige Stunden nach Geschlechtsverkehr Geruch wie Fischlake an der Glans penis, bleibt manchmal ein oder zwei Tage lang. - Die Teile des Kindes riechen sogar nach Baden noch nach Fischlake[2]. - Scrotum schlaff[2], klebriger Schweiß an den Teilen[2]. - (Feigwarzen an der Glans penis[2], Sykosis, von der Oberfläche Absonderung mit Geruch wie Fischlake[2]. - Kupferfarbene syphilitische Geschwüre[2].)

16. Weibliche Geschlechtsorgane.

- Einige Stunden nach dem Verkehr Auftreten einer leicht wäßrigen Absonderung[3] aus der Vagina mit dem Geruch von Fischlake, hält ungefähr 24 Stunden an; nicht beseitigt durch Baden. - Fluor mit starkem Fischlakegeruch. - Unregelmäßige Menses[3]. - Menses immer zu spät[3], erscheinen mit quälendem oder sich ausbreitendem Schmerz im Unterbauch[2], mit Wundheit des Uterus[2]; Rückenschmerzen > wenn der Fluß eingesetzt hat[2]; Tumor von der Größe eines Hühnereies, linke Seite der Gebärmutter[2] gerade über der Cervix, entstanden seit der Menopause. - Menstruationsblut zuerst blaßrot[3], dünn[3] und wäßrig, dann[3] dunkel[3] und klumpig. - Krampfähnliche Schmerzen wie Nachwehen vor den Menses[2], hören nach dem Fließen auf. - Schmerz gerade über dem Kreuzbein, < vor dem Monatsfluß[2] und durch Bewegung[2]; > durch Ruhe. - Schwäche im unteren Teil des Abdomen mit Nach- Unten-Drängen[2], als wollte der Inhalt austreten; < durch Gehen[2], Bewegung, Stolpern, oder Erschütterung; > durch Ruhe und Hinlegen[2]. - Gebärmutter empfindlich gegen Erschütterung. - Verlangen, die erschlafften Teile zu stützen, indem sie die Hand vor die Vulva hält[2]. - (Schießen: von der linken Beckenseite über die Beckenregion, ebenso bis unter die linke Brust.) - Wundschmerz des Uterus[2]. - Unterdrückte Menses[3] mit Morgenübelkeit[2]. - Vagina wird vergrößert empfunden. - Kann die Mensesblutung nicht stoppen. - (Reichlicher Fluor in wechselnden Farben; milchig[3], gelblich[3] usw., < während Stuhl[3].) - Während Schwangerschaft[3]: Schwellung der unteren Extremitäten[2] im dritten Monat, < abends[2]; Schwellung und Steifheit der Hände und Füße, besonders der linken Seite, während Schwangerschaft; Füße: Druck hinterläßt Vertiefung; traurige[3], weinerliche[3] Veranlagung; nach Stehen Empfindung, daß sich das Os uteri öffnet oder weitet, mit einem Ziehen an der Innenseite der Schenkel. - Os uteri zur Größe eines Halbdollarstückes geweitet drei Wochen vor den Wehen. - Kindskopf hart und kompakt bei der Geburt, ohne Anzeichen einer Naht oder hinteren Fontanelle. - Milch dünn, wäßrig[2], reagiert sauer.

17. Atemorgane.

- Kehlkopf empfindlich gegen Druck[2], besonders links, mit trockenem[2] Kitzelhusten[2]. - Verstopftes Gefühl morgens beim Erwachen; eine Zeitlang unfähig zu sprechen[2]. - Heiserkeit[2]. - (Völlige Aphonie[2], muß flüstern. - Rohheit in der Trachea[2], < nach Abhusten großer Schleimklumpen. - Beim Schlucken Gefühl in der Trachea, als sei da etwas Hartes[2] wie ein Stein.) - Husten: tiefer, hohler Husten, mit lautem Rasseln, durch Kitzeln unter dem Sternum[2]. - Kitzeln nachts, beim Hinlegen und beim Erwachen. - Hustenreiz am schlimmsten in der Mitte der rechten Brusthälfte. - Rasselnder

Husten, Kind würgt und erbricht[2] mundvollweise eine zähe[2], fadige[2] Masse. - Husten durch Lachen oder Reden; < im warmen Zimmer; morgens[2]; > an der frischen Luft. - Husten verursacht ein berstendes Gefühl im Scheitel. - Auswurf: gelb; süß; große, käsige Massen, die im Wasser untergehen; reichlich morgens und nach den Mahlzeiten; scheckige Klumpen[2], lose[2] und andauernd den ganzen Tag.

18. Brust.

- Asthmatische Atmung[2], < nach dem Abendessen[2]. - Giemen, Rasseln unter dem Sternum, < während oder nach dem Essen. - Kitzeln unter dem Sternum[2]. - Starke Wundheit der oberen Brust, muß sie beim Husten mit den Händen halten[2]. - (Brennen von der Kehle zur Lunge[2].) - Plötzlicher Anfall des schrecklichen Gefühls einer Last auf der Lunge; für einige Augenblicke scheint es, als ob sie zerspringt, nach und nach gefolgt von einer tiefen seelischen Depression[3]. - Stark juckender[2] Hautausschlag auf der Brust[2] über dem Schwertfortsatz von der Größe eines Schillings.

20. Nacken und Rücken.

- Kleiner, schmerzhafter Furunkel an der linken Nackenseite[2], ohne Neigung zu eitern. - Nacken so schwach und abgemagert, daß das Kind den Kopf nicht hochhalten kann. - Die Nackenmuskeln scheinen zu kurz; Schwäche und Hin-sein im Kreuz. - Nackenhaut runzlig und hängt in Falten. - Morgens beim Erwachen ein dumpfer, weher Schmerz zwischen den Schulterblättern[2], als hätte er die ganze Nacht in einer verkrampften Position gelegen. - Tiefliegender Schmerz in den Muskeln des Rückgrats, besonders zur linken Seite hin. - Wund[2]- und Steifheit[2] des Rückens, unabhängig von der Atmung, > durch Bewegung[2]. - Rheumatischer Schmerz in den Schultern, besonders links, die einzig> ist durch Hitze[2], Patient sitzt mit dem Rücken zum Feuer. - Schmerz < durch Bewegen[2] der Schultern oder Heben der Arme[2], kann die Arme nicht auf den Kopf oder hinter den Körper legen. Scharfer Schmerz durch die leiseste Drehung; muß sich steif halten und zum Umsehen den ganzen Körper drehen. Neigt den Kopf nach vorne, um den Schmerz im Nacken zu mildern. - Scharfer Schmerz am linken inneren Scapulawinkel beim Zurücklehnen des Kopfes. - Linke Scapulagegend sehr wundschmerzhaft[2]. - Schwaches, müdes, wie zerbrochenes[2] Gefühl in der Lumbalregion, taucht morgens direkt nach dem Aufstehen auf und nimmt gradweise zu bis zum Mittag, läßt dann nach bis zu seinem Verschwinden gegen 18 oder 19 Uhr[2]. - Empfindung in der unteren Lumbalregion, daß die Wirbel aneinander vorbeigleiten, besonders empfunden beim Schaukeln im Stuhl. - Gefühl wie verrenkt im letzten Lumbalwirbel. - Rückenschmerz mit Brenngefühl quer über die Lumbal- und Sacralregion[2], > durch leichte Übungen[2] oder flach auf dem Rücken liegen[2]; < beim Sitzen[2]. - Steißbeingegend wund wie aufgeschürft[2]. - Kälte entlang des Rückgrats, < durch Gehen in die kalte Luft[2] oder beim Stillsitzen[2]; > durch äußere Wärme und Bewegung. - Rücken sehr schmerzhaft mittags[2]. - Empfindung, als sei der Rücken in zwei Teile. Rücken wird schwach und müde[2] durch Gehen im Schnee. - Nach Anstrengung Lahm[2]- und Steifheit[2] des Rückens morgens[2]; > nach umhergehen. - Schlag im Rücken beim Strecken oder Anstrengung. - Gänsehaut auf dem Rücken[2]. - Kleine Furunkel auf dem Rücken, die nicht reifen.

21. Glieder.

- Unruhe mit Schmerzen in den Gelenken[2]. - Morgens beim Aufstehen Steifheit und Schmerz in den Gliedern[2]; < beim ersten Beginn der Bewegung[2]. - (Taubes Gefühl in den Gliedern[2].) - Kalter, klebriger Schweiß der Glieder[2].

22. Oberglieder.

- Anhaltender Schmerz im rechten Schultergelenk[2]; < durch Bewegung[2]. - Anhaltender Schmerz im rechten Arm und Schulter[2], mit einer Kälteempfindung vom Ellbogen herauf. - Wundes, zerschlagenes Gefühl an der Außenseite des linken Unterarms und der Hand[2]; < durch leichten Druck mehr als durch starken[2]. - Ziehender Schmerz an der Außenseite des Oberarms bis zum Ellenbogen beim Heben des Arms[2]; morgens[2] beim Aufstehen und bei Wetterwechsel zu feucht. - Kann den Arm weder heben noch hinter sich legen wegen der scharfen Schmerzen. - Großer, dunkler, ovaler Fleck auf der Ulnarseite des linken Arms mit Jucken, wird rot nach Kratzen[2]. - Gänsehaut auf den Armen[2]. - Furunkel am Handgelenk, der nicht reift, hart und schmerzhaft, aber nicht sehr rot; Schmerz erstreckt sich bis zur Achsel. - Morgens beim Erwachen Hände geschwollen und steif. -

Risse der Hände, die Blut und eine wäßrige Flüssigkeit absondern. - Juckende Ausschläge der Hände[2]. - Ekzematöser Ausschlag, der an der Außenseite des ersten Daumengelenks der linken Hand erscheint, breitet sich mit neuen Pusteln über den Daumenballen, Handrücken und Handgelenk aus; auch auf dem rechten Handrücken. - Brennende, beißende Wundheit mit tiefen, schmerzhaften, zerrissenen Sprüngen der Hände; < bei kaltem Wetter. - Hände so kalt, als fasse man Eis an. - Brennen der Handinnenflächen[2]. - Wenn man die Hände gegeneinander legt, schwitzen sie, bis sie tropfen[2]. - Fingergelenke rissig, Feuchtigkeit absondernd. - (Niednägel[2].)

23. Unterglieder.

- Rheumatische Schmerzen im linken Hüftgelenk; < durch Bewegung und Kälte, aber nicht > durch Ruhe. - Rötliche Pickel an den Schenkelinnenseiten mit Jucken[2], besonders links; < beim Entkleiden[2] nachts[2]. - Wunde, zerschlagene Empfindung an der Vorderseite[2] des rechten[2] Oberschenkels, < durch leichten Druck. - Prickelnde Empfindung in dem einen oder anderen Bein wie elektrischer Strom, endet mit einem Ruck, < beim ersten zu Bett gehen. - Wundschmerz in der ganzen Länge des Beins, besonders im oberen Teil. - Müdes, dumpfes, schweres Gefühl in den unteren Extremitäten mit der Neigung, die Lage zu wechseln, keine Lage ist angenehm. - Beine des Kindes abgemagert. - Kind kann mit 16 Monaten noch nicht alleine gehen oder stehen. - Nach dem Gehen beginnt unter dem Poupart-Band der rechten Seite ein Schmerz, der sich entlang des Verlaufs der vorderen Beinnerven bis in die Innenseite des Gelenks erstreckt, dann zur Vorderseite, verursacht Hinken; > durch Ruhe. - Zerschlagenheitsschmerz in der linken Hüfte[2]. - Rheumatischer Schmerz in den Kniegelenken. - Scharfer, plötzlich[2] auftretender Schmerz im linken Kniegelenk, der ihn aufschreien läßt. Müdigkeit der Knie. - Wundes, zerschlagenes Gefühl an der Innenseite beider Knie; < durch leichten Druck[2]. - Heftiger Schmerz in der rechten Fußwölbung; Fuß geschwollen[2], führt zu rastloser Schlaflosigkeit. - Wundes, verstauchtes Gefühl im linken Fuß; < durch Beugen. - Brennen der Füße, besonders der Sohlen, will sie an eine kühle Stelle halten, in Wasser, oder aufdecken. - Kalte, klebrige Füße[2]. - Krämpfe in den Füßen nachts im Bett, so kalt sind sie. - Schweiß der Sohlen[2], als sei er in kaltes[2] Wasser getreten. - Strümpfe fühlen sich klebrig an. - Schweiß zwischen den Zehen[2], wundmachend, mit fauligem Geruch[2].

24. Allgemeines.

- Fürchtet sich vor gewohnter Arbeit wegen Schwäche und Erschöpfung, mit unwiderstehlichem Verlangen, sich hinzulegen. - Unruhe; schwer, längere Zeit in einer Stellung zu bleiben[3]; > durch Bewegung[3]. - Tag und Nacht keine Ruhe; immer < von 21 Uhr bis nach Mitternacht[3]. - Kind stößt die Kleidung sogar bei kältestem Wetter von sich. - Möchte auf etwas Hartem liegen. Große schmerzhafte Empfindlichkeit. - Steifheit und Lahmheit der Teile. - (Kind sieht alt[2], schmutzig, fettig und bräunlich aus.) - Fortschreitende Abmagerung[2].

25. Haut.

- Haut trocken[2] und schlaff[2]. - Jucken < durch Kratzen[2]. - Pickel im Gesicht. - Furunkel am Handgelenk. - Ekzem, das klebrige Flüssigkeit absondert: hinter den Ohren[2]; an den Handgelenken[2]; Finger[2], Zehen[2]. - Risse an den Fingern. - Haut überall von einem feinen Ausschlag bedeckt[2]. - Körper nachts von einem heftigen Jucken befallen[2]. - (Kupferfarbene syphilitische Geschwüre[2].)

26. Schlaf.

- Erwachen nachts mit den Armen unter dem Kopf[3]. - Häufiges Erwachen nachts[3]. - Unruhiger[3], unbehaglicher Schlaf; erwacht um 3.3oUhr[3]. - Erwacht bald nach dem Schlafengehen[3] mit einem Auffahren[3] und Zucken[3]. - Kind ist unruhig im Schlaf und erwacht übelgelaunt und schreiend[3]. Sie weckt ihren Gefährten, damit er im Zimmer nach einem Landstreicher sucht, steht auf und sucht unter dem Bett nach ihm. - Beim Erwachen reibt sich das Kind Nase und Augen mit der Faust. - Kann es nicht ertragen, daß jemand neben ihm liegt oder ihn berührt. - Wollüstige Träume[2]. - Träume von Räubern, und kann nicht schlafen, bis das ganze Haus abgesucht ist. - Träume von Mord und Reue.

27. Fieber.

- Frostigkeit den ganzen Tag, < im warmen Raum[2]. - Die kalte Luft läßt ihn frösteln. - Empfindung, daß Frostschauer kommen werden. - Frost jeden Tag zur selben Zeit[2]. - Frost beginnt in den unteren Extremitäten[2]. Frost jede Nacht[2] für eine Stunde, beginnt zwischen den Schultern, erstreckt sich von dort zu den Armen, Fingern und dem ganzen Körper[2]; (Wechselfieber, 3 Wochen nach Partus.) - Durst im Frost[2], keinen während Fieber[3] oder Schweiß. - (Frost um 8.3oUhr[2]. - Frost postponierend um 2 Stunden[2]. - Frost jeden zweiten Tag[2]; Fieber dauert die ganze Nacht[2]. - Trinkt vor dem Frost[2].) - Der ganze Körper ist nachts zu heiß[2]. - Schweiß am meisten dort, wo die Beine übereinanderliegen oder das Bett berühren. - Beginnt zu schwitzen, sobald bedeckt[2]. - Schweiß beim ersten Einschlafen, am meisten im Nacken[2], durchnäßt die Kleidung. - Kalter, klebriger Schweiß[2] an Hinterkopf und Nacken[2], diese Stellen fühlen sich an wie ein nasser Stein. - Schweiß von oben nach unten über den ganzen Körper[2]. - Hohes Fieber jede Nacht mit Schlaflosigkeit[3]. - (Sucht eine kühle Stelle im Bett.) - Schweiß auf der Seite, auf der man liegt. - Hunger während Schweiß; Wasser schmeckt bitter[2].

Auf folgenden Seiten finden sich die Rubriken, bei denen Sanicula aufgrund dieser AMP ergänzt werden kann.

Beispiel:	II -129,	Kent- Repertorium Band 2, Seite 129 links Mitte und rechts unten
	1 914-	Synthetisches Repertorium Band 1, Spalte 914 Mitte

I	161´	II	18´	II	,298`-	II	`439	II	,713´
	-177		,19		-302´		441-,		
	,194		20´		`303		446,	III	1-
	181,		21,		307,		450,		12,
	,197		`-22		`308		-453		13´,
	`,186		,29		310-		457´		`17
	200,		49´		`-313		,475		30´
	`201		`63		317´,		506-		38´
	205´		,70		318´-		,508		41´
	217´,		75´		,322		522,		43-
	218,		,99´,		325´		524´		,48
	`249		103´		-336		-526-,		,55´
	`-255		-112		337´		527´		,60
	`260´		119-		341,		531´		`61
	266-		-125		342´		533-		-70
	`267		127-,		349,		534-		-73
	279,		-129,		-,350		`538		,76
	284,		`-147		`372		,559		89-
	293,		,148		375´,		560´-		,143
	295,		155´		376,		565´		-170´-,
	-,329		162-		`379		568´		172´
	344´		166-		380´		572´		-178´
	345´-,		,168		403´-		-573		-179,
	520,		-179		-423		574´		183-
			-218		-428		702,		191´
II	4´		`234		,431		,703		-197
	-11		285´		437-,		704´		`199

III `-203´
205,
206´
-212
-214-
-216
219-
224´
,225
227,
229´
231-
-251
`254-
261-
,267
`268
271-
273-
`277
,278
281´
282,
283-
,287
291-
,296
310-
-311
319-
320-
`-324
331´
`354

III `380´
396-
397´
400´
-410
-414
420-´
427,
429´
`431
439-´
`,450
455;
`457
;459
`463
464´
467-
,468
,473´
-474
476-´
,479,
480-
`490
478-
504-
527´
-531-
`-532-´
536´
,549
,557
558´

III 559,
560´
563,
577;
`578
617-
`618
620-´
630-
631,
632´,
636´,
639´
642,
644´
645-´
653-
,655
-656
`,657
`659´
;661
670,
680´
`,681
,696,
`698
720´
,722
724-
-726
`740-
`741
,748

III 750-
,777
,794;
797,
`798,

1- 38,
157-
191´
521´
682-´
713-
840
849-
853,
886;
914-
959´
1052´
1085-

2- 167-
253´
270´
296´
305,
402-
494´
501´
514,
634,
636´,

3- 56´
70´
134,
159´
189-
193-
200-
378,
434´
438´
485´
497´
504´
506-
512´
538,
546,
548-
559-
570´
575;
600´